EXCELÊNCIA
ODONTOLÓGICA

Transforme a gestão da sua clínica
e encante pacientes

Editora Appris Ltda.
1.ª Edição - Copyright© 2025 dos autores
Direitos de Edição Reservados à Editora Appris Ltda.

Catalogação na Fonte
Elaborado por: Dayanne Leal Souza
Bibliotecária CRB 9/2162

C578e 2025	Cirino, J. Antônio 　　Excelência odontológica: transforme a gestão da sua clínica e encante pacientes / J. Antônio Cirino, Ana Karoline Vilela Porto. – 1. ed. – Curitiba: Appris, 2025. 　　159 p. : il. ; 23 cm. 　　Inclui referências. 　　ISBN 978-65-250-7118-3 　　1. Gestão odontológica. 2. Qualidade em Saúde. 3. Administração de clínicas odontológicas. 4. Estratégia organizacional. I. Cirino, J. Antônio. II. Porto, Ana Karoline Vilela. III. Título. 　　　　　　　　　　　　　　　　　　　　　　　　　　　CDD – 617.6

Appris _editora_

Editora e Livraria Appris Ltda.
Av. Manoel Ribas, 2265 – Mercês
Curitiba/PR – CEP: 80810-002
Tel. (41) 3156 - 4731
www.editoraappris.com.br

Printed in Brazil
Impresso no Brasil

J. Antônio Cirino
Ana Karoline Vilela Porto

EXCELÊNCIA ODONTOLÓGICA

Transforme a gestão da sua clínica e encante pacientes

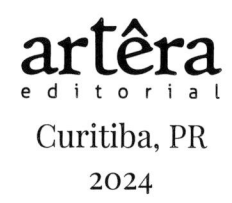

Curitiba, PR

2024

FICHA TÉCNICA

EDITORIAL	Augusto V. de A. Coelho
	Sara C. de Andrade Coelho
COMITÊ EDITORIAL	Marli Caetano
	Andréa Barbosa Gouveia (UFPR)
	Edmeire C. Pereira (UFPR)
	Iraneide da Silva (UFC)
	Jacques de Lima Ferreira (UP)
SUPERVISORA EDITORIAL	Renata C. Lopes
PRODUÇÃO EDITORIAL	Bruna Holmen
REVISÃO	Viviane Maria Maffessoni
DIAGRAMAÇÃO	Andrezza Libel
CAPA	Mateus de Andrade Porfírio
REVISÃO DE PROVA	Jibril Keddeh

SUMÁRIO

Introdução

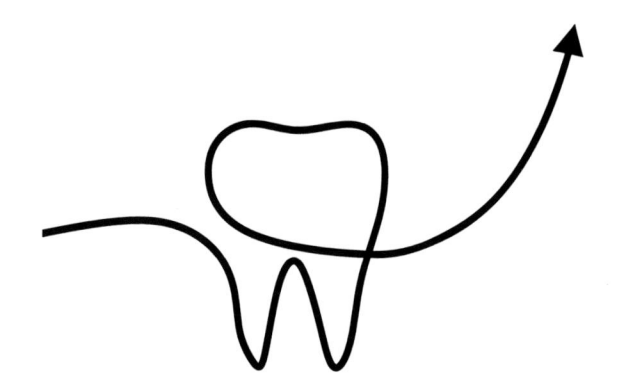

Somos, antes de tudo, dois amigos de longa data, cada um trilhando o seu caminho, mas ambos apaixonados por contribuir para um setor impactante para a sociedade: a saúde.

Eu, Ana Karoline Vilela Porto, me formei em Odontologia e, após anos imersa em diferentes consultórios, percebi que as clínicas enfrentam um grande desafio: uma lacuna gigante em gestão. Conversando com dentistas, empreendedores e colaboradores, descobri que esses profissionais se encontram perdidos em diversos momentos, tendo que recorrer, inúmeras vezes, a consultorias externas, trazendo profissionais de diversas áreas para compreenderem o que empresas de outros setores já dominam.

Assim, entra em cena o J. Antônio Cirino, que possui uma trajetória consolidada, autor de uma série de livros sobre comunicação e saúde, acreditação e qualidade em serviços de saúde, além de um *speaker* com inserção internacional.

Ao juntarmos nossas experiências, surgiu a missão de unir os dois mundos, aparentemente distintos, mas que compartilham mais do que se imagina. Aqui, integrando a Odontologia e a Gestão em Saúde, vislumbramos não apenas clínicas mais eficientes e estratégicas, mas também encantadoras, com colaboradores verdadeiramente engajados. Assim, nasce este livro.

Você, que é dentista, já entendeu. Durante nossa trajetória acadêmica, somos ensinados em minúcias sobre restaurações, extrações e cáries, e pouco ou quase nada é compartilhado sobre a complexa arte de gestão, liderança ou simplesmente conversar com o paciente. Quem nos orienta sobre como recepcionar, transformando a visita ao dentista em uma experiência agradável? A realidade é que raramente somos preparados para o aspecto humano da Odontologia. Além disso, temas relevantes como gestão de pessoas, fluxo de caixa, a habilidade de vender e até mesmo os procedimentos burocráticos para abrir uma clínica, são frequentemente negligenciados nas faculdades. Deste modo, surgem as lacunas.

Então, se você é dentista, gestor, dono de clínica ou alguém com planos de empreender no mundo da Odontologia, este livro foi feito para você.

O livro foi escrito para ser um guia prático que traduz os conceitos de gestão para a realidade da Odontologia, independentemente do tamanho da sua clínica. Procuramos desenvolver uma linguagem acessível para você, que talvez não seja um expert em administração, mas está ansioso para aplicar práticas de gestão que sejam eficazes.

Ao embarcar conosco nesta jornada, você descobrirá que a gestão pode ser descomplicada e aplicável ao dia a dia da sua clínica. Queremos que você termine este livro informado e motivado a implementar mudanças, a destacar-se no mercado e, acima de tudo, a oferecer tratamentos odontológicos de qualidade que fazem a diferença na vida dos pacientes.

Seja a diferença. Seja a inspiração. A jornada começa agora.

Capítulo 1

Gerenciando a estratégia organizacional

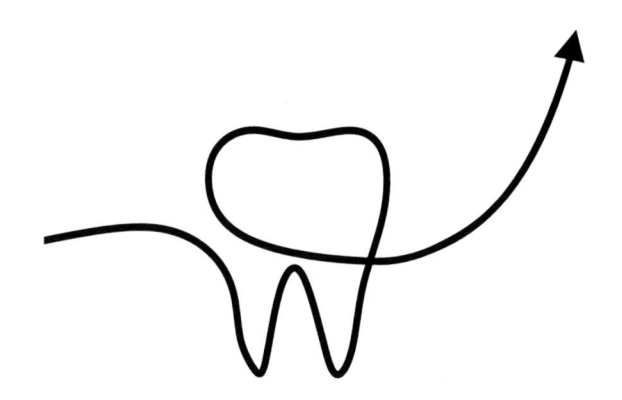

O que você vai aprender

- A importância da gestão estratégica da clínica;
- A estruturação da sua missão, visão, valores e propósito;
- Realizar uma análise das suas forças, oportunidades, fraquezas e ameaças na matriz SWOT;
- Estruturar seu mapa estratégico com os objetivos organizados nas perspectivas do Balanced Scorecard (BSC);
- Gerenciar sua estratégia por meio de indicadores e ações de monitoramento;

Para onde vamos?

Não se engane. As clínicas odontológicas que têm obtido os melhores resultados no país e no mundo não estão navegando em mares abertos sem nenhuma orientação. Cada uma delas, de pequeno, médio ou grande porte, estruturou-se para realizar uma análise sincera e planejada: Qual nossa razão de existir? Para onde desejamos ir? Quais são os nossos princípios? O que almejamos alcançar?

Essas perguntas fazem muito sentido quando aplicadas para refletir sobre as nossas abordagens pessoais e são ainda mais importantes para o sucesso da tão sonhada clínica própria – ou daquela que você está gerenciando, com autonomia para a implementação de boas práticas de gestão. Pensar a estratégia é definir, em curto, médio e longo prazo, quais são nossas intenções e desejos de resultados para a empresa.

Os serviços de saúde, historicamente, não têm como hábito estruturar um planejamento estratégico, mas essa prática tem sido constantemente revista, visto a necessidade de se reinventarem para um atendimento que gere cada vez mais valor aos pacientes/clientes e alcance os resultados esperados pelos acionistas/investidores.

Para potencializar esses resultados, é essencial que se conduza um diagnóstico atual da clínica, a fim de compreender a sua posição, para então planejar o "para onde" e "como vamos". Com base nisso, traçam-se as ações necessárias para alcançar as metas estabelecidas.

Definindo a estratégia da sua clínica

Existem várias metodologias para o gerenciamento da estratégia de uma organização. Para tanto, escolhemos algumas das ferramentas mais bem-sucedidas e simplificadas para tornar a gestão estratégica possível para a sua clínica. Visando contribuir com o passo a passo para você, gestor ou líder, vamos dividir a implementação da gestão estratégica em algumas fases:

- Diagnóstico situacional
- Identidade organizacional
- Mapa estratégico
- Plano de ação
- Monitoramento

Para cada uma dessas etapas, existem diversas possibilidades e abordagens. A nossa intenção é focar no mais importante e essencial, para que você inicie a gestão estratégica de forma simples e bem-sucedida.

Diagnóstico situacional

Com foco na construção de um planejamento estratégico que vai culminar em uma gestão estratégica efetiva, o primeiro passo é compreender todo o cenário da clínica odontológica. Qual é o contexto interno e externo? Quem são os pacientes atuais e os almejados? Quais movimentos acontecem em nível local, regional, nacional e internacional que podem impactar positivamente ou negativamente, como legislações, novas tecnologias e práticas clínicas etc.? Essas são algumas das questões que podem guiar essa reflexão.

Uma sugestão inicial é a análise do perfil epidemiológico e sociodemográfico dos pacientes atualmente atendidos. A partir disso, pode-se verificar qual o tipo de atendimento é realizado do ponto de vista técnico, para avaliar quais são as maiores recorrências e principais procedimentos ofertados para esses grupos. É crucial compreender a faixa etária, classe econômica, gênero, escolaridade, renda e outras informações obtidas por meio de pesquisas de mercado ou no formulário de cadastro do paciente, sempre com a devida autorização para o

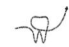

tratamento desses dados. Esse processo visa compreender quem é esse paciente e construir suas personas. Falaremos mais sobre isso no capítulo dedicado à comunicação e marketing. De toda forma, essa análise já auxiliará na definição da estratégia ao fornecer um entendimento claro sobre a base de clientes da clínica.

Na sequência, uma análise do micro e macroambiente da clínica é muito importante. Ao examinarmos os cenários internos e externos da empresa, asseguramos que as ações a serem tomadas tenham coerência com esse diagnóstico situacional, evitando abordagens unilaterais na elaboração do planejamento.

Uma das ferramentas mais usadas para essa verificação é a matriz SWOT,[1] do inglês *Strengths, Weaknesses, Opportunities e Threats*, que significa Forças, Oportunidades, Fraquezas e Ameaças, traduzida para FOFA no Brasil.

Quanto ao ambiente interno, podemos avaliar as forças e fraquezas da clínica, ou seja, quais são os diferenciais dos nossos serviços? O que nós fazemos incrivelmente bem e devemos manter/expandir? E também, o que acaba sendo um desafio em nosso atendimento e funcionamento? O que precisamos melhorar? Quais aspectos dos nossos processos precisam ser reestruturados? Tudo isso deve ser considerado ao refletirmos sobre o ambiente interno.

Quanto ao ambiente externo, as oportunidades e ameaças presentes no mercado odontológico e no próprio contexto de saúde, em âmbito nacional e internacional, devem ser levadas em consideração. Quais legislações podem impactar ou favorecer? Qual é o cenário da formação de profissionais para atuarem na clínica? Qual é o comportamento dos clientes em potencial? Como está o movimento dos concorrentes diretos e indiretos? Compreender cada uma dessas descobertas ajudará a identificar se elas podem ser consideradas como oportunidades ou ameaças.

---

[1] COSTA, E. A. **Gestão estratégica**: da empresa que temos para a empresa que queremos. 2. ed. São Paulo: Saraiva, 2007.

Quadro 1 – Exemplo de matriz SWOT para clínica odontológica

Interno	**Forças** • Equipe qualificada e experiente em diversas áreas • Localização estratégica da clínica em uma região com bastante tráfego • Foco em atendimento personalizado e humanizado ao cliente	**Fraquezas** • Falta de presença nas mídias sociais • Ausência de um sistema eficiente de agendamento de pacientes • Limitação de espaço físico para expansão de serviços
Externo	**Oportunidades** • Aumento da conscientização sobre saúde bucal, levando à maior procura por procedimentos estéticos • Parcerias com empresas locais para oferecer serviços odontológicos aos funcionários • Oferta de serviços de atendimento domiciliar para pacientes idosos e/ou com mobilidade reduzida	**Ameaças** • Concorrência de outras clínicas odontológicas na área • Mudanças nas regulamentações de saúde • Dificuldade em contratar e reter profissionais qualificados

Fonte: elaborado pelos autores do capítulo utilizando a ferramenta SWOT

Ao finalizar essa coleta de informações (perfil epidemiológico e sociodemográfico dos pacientes e a matriz SWOT), é fundamental organizar esse conhecimento, consolidá-lo e partilhá-lo entre todos os envolvidos. Recomenda-se, inclusive, que toda essa construção seja coletiva, envolvendo os diferentes níveis hierárquicos da clínica, para um levantamento de ideias adequado e abrangente das possíveis perspectivas internas e externas. Essa abordagem colaborativa será essencial para a construção dos próximos passos, integrando a todos nesse processo.

Identidade organizacional

Agora que já temos uma maior consciência organizacional, compreendendo o micro e macroambiente, estamos prontos para estruturar (ou revisar, caso já tenha) a identidade organizacional da sua clínica.

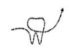

Essa identidade constitui uma parte essencial para traçarmos a estratégia, uma vez que a clareza sobre onde queremos chegar requer um processo de autoconhecimento: quem somos? Quais são os princípios que nos norteiam?

Por isso, mais do que uma placa na parede ou uma página no site, a identidade organizacional é a base sólida para uma estratégia efetiva de sucesso empresarial. Em alguns casos, saber quem nós somos será muito valioso para a construção de uma forte cultura que levará aos resultados almejados com segurança.

Dentre os elementos a serem firmados, temos:

- Missão: definição do propósito da clínica. Quem nós somos, que serviços ofertamos e para quem oferecemos;

- Visão: onde queremos chegar e em quanto tempo (não necessariamente precisamos divulgar o prazo para o público externo, mas a clareza interna é essencial);

- Valores: os princípios mais importantes e inegociáveis que regem a clínica. Esses valores são transmitidos para a equipe, solidificando o padrão de atendimento com qualidade e também projetados ao cliente para a construção da imagem da clínica na sociedade;

- Propósito: uma frase que condense a missão, valores e uma visão mais geral do negócio, orientando as ações da clínica e motivando a equipe a trabalhar em direção aos resultados pretendidos.

Vejamos um exemplo mais geral de identidade organizacional para uma clínica:

Quadro 2 – Exemplo de identidade organizacional para clínica odontológica

Missão	Oferecer serviços odontológicos de implantes dentários e ortodontia para pacientes da região central com preço justo e procedimentos seguros.
Visão	Ser uma clínica odontológica reconhecida em nível nacional por realizar um atendimento encantador aos pacientes com resultados clínicos efetivos.

Valores	Respeito Transparência Qualidade Ética Segurança
Propósito	Prevenir e manter a saúde bucal com qualidade e segurança.

Fonte: elaborado pelos autores do capítulo

Essa também pode ser uma construção coletiva, envolvendo toda a equipe para que tenham uma escrita que alcance os diferentes públicos e seja sentida e vivenciada por todos na organização. Cada item da identidade impactará no dia a dia da clínica de formas importantes, veja:

- A missão servirá para a tomada de decisão sobre aspectos de mercado, quais produtos e serviços oferecer, bem como insumos necessários para ofertar essa entrega de valor ao cliente. Além disso, a missão orienta a estruturação de processos de qualidade que se alinham com essa clareza;
- A visão auxiliará nos próximos passos da estratégia. Com a consciência de onde se quer chegar, é necessário definir objetivos e ações estratégicas que conduzam a clínica ao resultado almejado;
- Os valores irão contribuir constantemente para o alinhamento de conduta, desde a capacitação em ações preventivas do comportamento dos colaboradores e envolvidos, até a implementação de medidas corretivas em situações que destoam do que foi alinhado;
- E o propósito auxilia como um guia diário para sermos cada vez melhores e obtermos resultados positivos. As estratégias de endomarketing (marketing para o público interno) se valerão desse aspecto, assim como as estratégias de marketing voltadas para os clientes, ao demonstrar o perfil de trabalho dessa clínica.

Acreditamos que agora você está convencido(a) de que não há como deixar de ter uma identidade organizacional clara. Vamos ao próximo passo?!

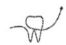

Mapa estratégico

O mapa estratégico é a próxima etapa essencial para a transformação de todo o conhecimento que foi obtido por meio do diagnóstico situacional e das diretrizes fornecidas pela identidade organizacional. A ideia é que essas informações sirvam como entrada/input, para orientar as decisões da clínica quanto ao melhor caminho a ser traçado para alcançar os resultados almejados.

Para tanto, compartilhamos aqui uma das principais ferramentas utilizadas no Brasil e no mundo para a estruturação e organização dos objetivos estratégicos: o *balanced scorecard*,[2] que pode ser entendido como os indicadores equilibrados. Esse método auxilia a clínica a focalizar quatro perspectivas primordiais para qualquer organização: aprendizado e crescimento, processos, financeiro/sustentabilidade e clientes/sociedade. Cada perspectiva tem um perfil especial de objetivos que podem ser contemplados:

- Aprendizado e crescimento: perspectiva que engloba objetivos estratégicos voltados ao desenvolvimento humano e organizacional, com foco em ações para a capacitação, clima organizacional, retenção de talentos e outros aspectos que fortaleçam a gestão de pessoas;

- Processos: perspectiva focada na melhoria dos processos e protocolos da clínica, abrangendo atividades assistenciais, administrativas e de apoio. Isso inclui a implementação de ações para aprimorar a experiência do paciente, adotar novos sistemas digitais e outros;

- Financeiro/sustentabilidade: perspectiva dedicada a pensar estratégias para as questões financeiras da clínica, bem como ações que levem à sustentabilidade, também em nível ambiental e social;

- Clientes/sociedade: perspectiva para pensar práticas que vão contribuir com a geração de valor aos pacientes da clínica e outros clientes que, porventura, sejam partes interessadas dessa empresa, como estratégias de marketing e encantamento do cliente.

[2] KAPLAN, R.S; NORTON, D.P. **The strategy focused organization: how balanced scorecard companies thrive in the new business environment**. Boston: Harvard Business Press; 2001.

Agora que conhecemos as perspectivas, vamos aprender o formato de estruturação dos objetivos estratégicos. Esses podem ser redigidos no formato "SMART" – específico, mensurável, atingível, realizável e com temporalidade definida. Dessa forma, um objetivo bem formulado contempla esses requisitos, contribuindo para sua exequibilidade.

Podemos pensar em objetivos com um equilíbrio de resultados esperados para a organização, visando que sejam possíveis e factíveis dentro do período do planejamento estratégico. Por exemplo, caso a clínica decida ter ciclos de planejamento estratégico a cada dois anos, os objetivos devem ser pensados para alcançar esse período. E que sejam viáveis nesse tempo, motivando a empresa a fortalecer suas práticas e continuar no caminho certo.

Quadro 3 – Exemplo de mapa estratégico para clínica odontológica

Clientes e sociedade	Objetivo: melhorar a experiência do paciente
	Ação 1: implementar um sistema de agendamento on-line
	Ação 2: oferecer um serviço pós-atendimento, incluindo respostas rápidas e cuidados após realizar os procedimentos.
	Objetivo: contribuir com a saúde bucal da comunidade
	Ação 1: desenvolver programas de educação em saúde bucal nas escolas locais
	Ação 2: realizar campanhas de conscientização sobre a saúde bucal em eventos comunitários
Financeiro e sustentabilidade	Objetivo: alcançar rentabilidade financeira
	Ação 1: quantificar e ajustar preços com base nos custos operacionais e tendências do mercado
	Ação 2: explorar oportunidades de parcerias com empresas e comércios locais
	Objetivo: diversificar fontes de receita
	Ação 1: introduzir novos serviços especializados, como harmonização facial ou ortodontia para adultos
	Ação 2: oferecer serviços de estética dental

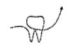

Processos	Objetivo: aprimorar os processos clínicos Ação 1: implementar sistemas on-line para registros de informações dos pacientes (prontuários, documentos...) Ação 2: implantar sistemas de controle para trabalhos laboratoriais Objetivo: garantir qualidade e segurança dos procedimentos Ação 1: adotar rigoroso protocolo de biossegurança Ação 2: realizar auditorias internas para garantir os padrões de qualidade em todas as etapas do tratamento
Aprendizado e crescimento	Objetivo: desenvolver a equipe para um atendimento de qualidade Ação 1: oferecer treinamentos regulares para atualização técnica de cada área Ação 2: implantar a cultura de feedback entre equipe e líderes/gestores Objetivo: fomentar a inovação Ação 1: criar oportunidades de desenvolvimento profissional dentro da empresa. Ação 2: estabelecer um programa de incentivo para ideias inovadoras dos colaboradores que melhorem os processos e/ou serviços

Fonte: elaborado pelos autores do capítulo

Cada objetivo pode ser conectado dentro do mapa, permitindo visualizar as contribuições para as realizações da clínica. Além disso, auxilia no monitoramento das entregas e na compreensão das dependências. Para essa estruturação, podemos fazer workshops com a equipe, momentos de *brainstorming* e também por meio de agendas da gestão da clínica para pensar: como vamos alcançar nossa visão? Como vamos para a próxima etapa do nosso negócio?

Para cada objetivo estratégico no formato SMART (considerando algo específico, mensurável, atingível, realizável e temporalizado), obteremos uma compreensão mais precisa para a definição de indicadores de acompanhamento, que trataremos mais à frente.

Plano de ação

De posse dos objetivos, conectados no mapa estratégico, podemos construir os planos de ação para cada um deles. É de suma importância fazer o corte temporal aqui: mesmo que o ciclo do planejamento estratégico da clínica seja superior a um ano, o ideal é que o plano de ação seja concebido para abranger no máximo 6 ou 12 meses, visto que são as ações que conseguimos tornar tangíveis para o momento. Após a execução dessa primeira etapa, podemos planejar os próximos 6 ou 12 meses, completando as ações necessárias para alcançar o objetivo estratégico.

Para essa fase da gestão estratégica, recomendamos o uso da ferramenta *5W2H*, do inglês: "*Who? What? Where? When? Why? How? How Much?*", ou seja: quem (responsável), o quê (ação), onde (local/formato), quando (início e fim), por quê (justificativa), como (orientações de comando) e quanto custa (orçamento/verba). Com essa estrutura, obtemos um plano de ação completo que dará condições para o alinhamento do que deve ser feito para alcançar os resultados pretendidos, dividindo as responsabilidades e encontrando possibilidades de execução.

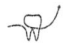

Quadro 4 – Exemplo de plano de ação 5W2H para clínica odontológica

Perspectiva	Objetivo estratégico	Ação	Responsável	Prazo	Local	Recursos	Justificativa	Detalhamentos
Aprendizado e crescimento	Desenvolver a equipe para um atendimento de qualidade	Estruturar cronograma anual de treinamento para atualização técnica das auxiliares (ASBs)	Gestor	Iniciar no dia 01/04 com recorrência mensal	Sala de treinamento da clínica	Custo com materiais de treinamento	Atualização da equipe para garantir a qualidade dos serviços oferecidos aos pacientes	Os treinamentos iniciarão às 14:00h, com duração de duas horas, sendo necessária a presença de todas as ASBs da clínica.

Fonte: elaborado pelos autores do capítulo

Podemos também optar por um formato simplificado de plano de ação, em que priorizamos as informações primordiais para a execução de um determinado projeto: o quê, quem e quando.

Quadro 5 – Exemplo de plano de ação simplificado para clínica odontológica

Perspectiva	Objetivo estratégico	Ação	Responsável	Prazo
Aprendizado e crescimento	Desenvolver a equipe para um atendimento de qualidade	Oferecer treinamento regular para atualização técnica das auxiliares (ASBs)	Gestor	Iniciar no dia 01/04 com recorrência mensal

Fonte: elaborado pelos autores do capítulo

Independentemente do formato que optar por estruturar seu plano de ação, o mais importante é a forma pela qual você irá acompanhar a realização do que foi planejado. Por isso, o monitoramento é crucial para o sucesso da gestão estratégica da clínica.

Monitoramento

Chegamos agora na etapa que, infelizmente, poucas organizações de saúde conseguem alcançar durante a estruturação de seu planejamento estratégico: o efetivo monitoramento da execução. Para que isso aconteça, diversas práticas podem ser realizadas, como:

- Acompanhamento de indicadores: verificaremos a seguir que estabelecer métricas do quanto estamos alcançando o resultado, com uma análise crítica periódica, pode auxiliar sobremaneira na efetividade da clínica;

- Reuniões periódicas de verificação de status: momentos estabelecidos com foco na checagem do andamento das ações, também proporcionando a oportunidade de discutir os indicadores estratégicos;

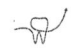

- Estratégias de gamificação: podemos desenvolver formas de acompanhamento digital, como um aplicativo, ou utilizar murais físicos e outros mecanismos que apresentem o andamento do planejamento estratégico e de como cada indivíduo pode contribuir para ampliar os resultados;

Especificamente sobre os indicadores, é muito importante estabelecer pelo menos uma métrica para cada objetivo estratégico, visando acompanhar seus resultados. Para cada um desses "termômetros" da efetividade estratégica, temos que definir metas que sejam alcançáveis, porém desafiadoras para todos.

Quadro 6 – Exemplo de estrutura para monitoramento da estratégia da clínica

Perspectiva	Objetivo estratégico	Indicador	Meta	Responsável
Aprendizado e crescimento	Desenvolver uma cultura de aprendizado contínuo para a equipe clínica	Taxa de participação em treinamentos	Alcançar uma taxa de participação de 100% da equipe ao longo do ano	Gestor clínico

Fonte: elaborado pelos autores do capítulo

A gestão estratégica ganha ainda mais clareza por meio dos planos de ação e indicadores, visto que são esses elementos que se aproximam das práticas operacionais da clínica, acompanhados pelos profissionais e líderes que vão conduzir a sua execução no dia a dia.

Considerações

A gestão estratégica da clínica odontológica é um tema crucial e que dá a base para todas as próximas discussões deste livro. O capítulo destaca a necessidade de se refletir sobre a razão de existir da clínica, suas intenções e objetivos de longo prazo. Com base nisso, propomos um processo de gerenciamento estratégico dividido em cinco etapas: diagnóstico situacional, identidade organizacional, mapa estratégico, plano de ação e monitoramento.

O diagnóstico situacional é uma análise profunda da clínica, considerando o ambiente interno e externo, identificando as forças, fraquezas, oportunidades e ameaças (matriz SWOT). Essa fase é essencial para compreender a situação atual da clínica e definir os caminhos futuros.

Na etapa de identidade organizacional, destacamos a importância de estabelecer a missão, visão, valores e propósito da clínica. Esses elementos são fundamentais para nortear a estratégia e criar uma cultura organizacional sólida.

O mapa estratégico é apresentado como uma ferramenta para organizar os objetivos estratégicos em quatro perspectivas: aprendizado e crescimento, processos, financeiro/sustentabilidade e clientes/sociedade. Cada perspectiva possui objetivos específicos que contribuirão para alcançar a visão da clínica.

O plano de ação é a fase em que são definidas as ações concretas para alcançar os objetivos estratégicos estabelecidos no mapa. Recomendamos a utilização da metodologia *5W2H* para uma definição clara das ações, estabelecendo responsáveis, prazos e recursos necessários.

Por fim, apresentamos o monitoramento como uma etapa fundamental para garantir a execução efetiva da estratégia. São apresentadas práticas de acompanhamento dos indicadores e reuniões periódicas para verificar o andamento das ações. Enfatizamos também a importância de estabelecer metas desafiadoras para os indicadores, incentivando o crescimento e a melhoria contínua da clínica.

O intuito é que você, leitor, como líder de clínicas odontológicas, possa implementar uma gestão estratégica eficiente, com foco no alcance de resultados e na excelência do atendimento aos pacientes.

Capítulo 2

Comunicando com pacientes e equipe

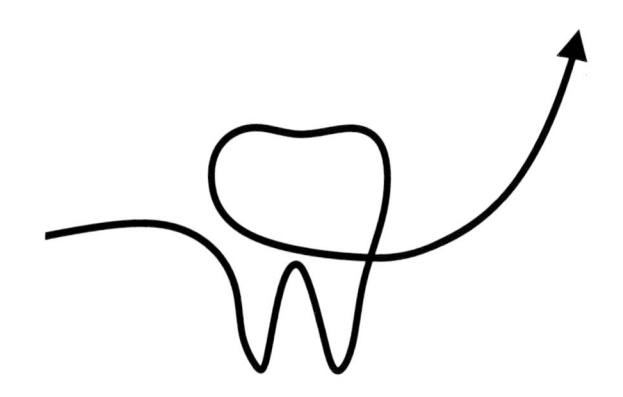

O que você vai aprender

- A importância da comunicação para as clínicas odontológicas;
- Estratégias para uma comunicação efetiva com a equipe e pacientes;
- Fluxos de comunicação em um serviço odontológico;

Comunicar para engajar

A comunicação no âmbito das clínicas odontológicas exerce um papel crucial: engajar as pessoas que ali trabalham, conquistar novos pacientes e atender bem os que já são clientes para a sustentabilidade do negócio. Outra oportunidade comunicacional para essa clínica é difundir, por suas redes sociais digitais e meios de comunicação, a saúde bucal como prioritária para a sociedade. Ou seja, diversos públicos podem ser impactados por estratégias comunicacionais efetivas.

Quando falamos em comunicação para uma clínica odontológica, podemos entender, de forma recorrente, que estamos tratando exclusivamente da divulgação dessa empresa para obter mais pacientes. Esse também é um dos objetivos, mais especificamente trabalhado nas ações de marketing, mas não é a única contribuição de melhoria que a comunicação pode realizar para sua clínica.

Precisamos compreender que a comunicação é a ação de tornar comum.[3] Nesse sentido, a ideia é partilhar com cada público as informações que são pertinentes a esses grupos, fornecendo um processo comunicacional encantador para obter o engajamento desses para com os objetivos almejados pela clínica.

A melhor forma de garantir a execução de um adequado atendimento feito pela sua equipe para uma experiência satisfatória por parte de seus clientes é engajá-los no propósito da empresa, conforme mencionamos no capítulo de gestão estratégica. Isso faz toda a diferença para a obtenção de melhores resultados no dia a dia da clínica. Uma equipe engajada e muito bem-informada consegue maximizar sua atuação e render muito mais.

---

[3] TEMER, A. C. R. P.; NERY, V. C. A. **Para entender as teorias da comunicação**. Uberlândia: Edufu, 2009.

Figura 1 – Fluxos comunicacionais na clínica odontológica

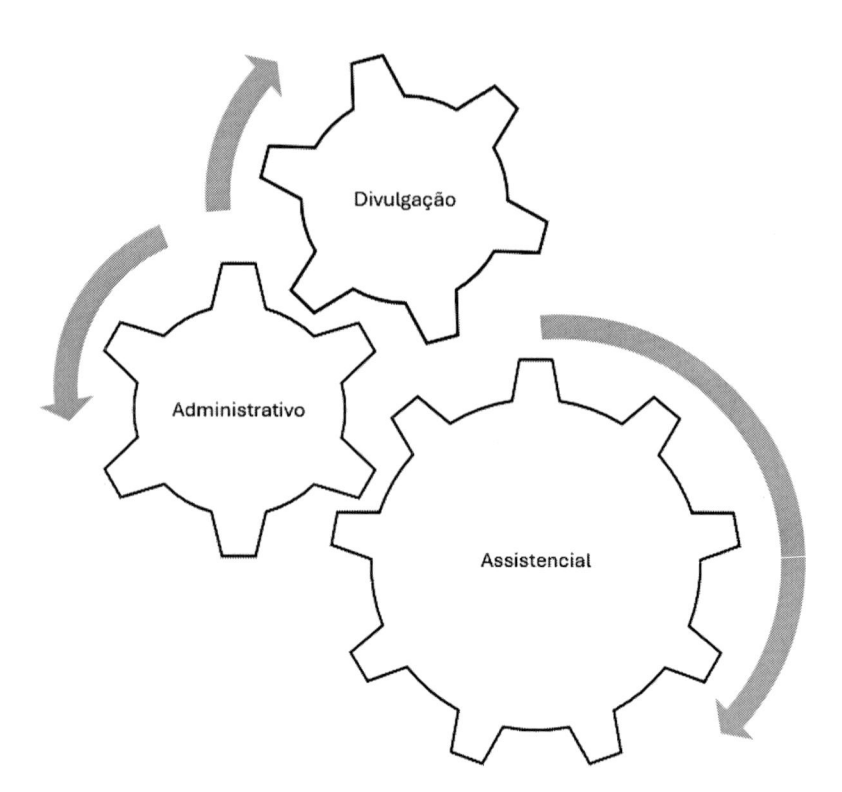

Fonte: elaborado pelos autores do livro

No âmbito da saúde e em uma clínica odontológica, podemos compreender a existência de três fluxos comunicacionais:

- Assistencial: Um dos fluxos comunicacionais que precisam de muita dedicação da equipe é o fluxo assistencial. Essa comunicação envolve a mediação principal entre profissionais e os pacientes, assim como seus familiares, e entre os próprios profissionais para a execução dos atendimentos. A forma como a clínica se comunica com os pacientes e entre os membros da equipe afeta diretamente a satisfação do cliente e na segurança do cuidado odontológico prestado. Para melhorar esse fluxo, a clínica pode estruturar um protocolo para explicar como passar o plano de tratamento ao paciente, como comunicar diagnósticos críticos,

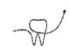

as orientações de cuidados após a alta do paciente e como registrar as informações no prontuário. Isso ajuda a garantir que o atendimento odontológico seja de boa qualidade e seguro.

- Administrativo: O fluxo administrativo perpassa principalmente pelos processos de trabalho, rotina e organização das informações da clínica. O foco desse fluxo é priorizar a qualidade dos registros e da intersecção entre os setores da clínica odontológica, permitindo uma maior fluidez e agilidade na realização das tarefas administrativas. Para esse fluxo, é importante estabelecer um canal oficial para comunicação entre setores, especificar quais sistemas serão usados para gestão de agendas e finanças, o formato de registro dessas informações, bem como estabelecer os padrões mínimos de entrega de cada processo, como, por exemplo, a solicitação de aquisição de materiais e outros.

- Divulgação: Esse fluxo aborda tanto a comunicação interna, para informar os profissionais da clínica sobre novidades, atualizações e novos procedimentos, por exemplo, quanto a comunicação externa, na divulgação de notícias no site da clínica, para a publicação de novos conteúdos nas redes sociais, ou mesmo a participação concedendo entrevistas a jornais impressos, digitais, televisivos ou radiofônicos. Para esse fluxo, é necessário ter um padrão claro de quem aprova os comunicados internos, quem valida o material de divulgação externa e qual é o perfil das mensagens e o "tom" dessas informações a serem usadas, para definir o estilo desses materiais informativos ou publicitários.

Esses fluxos comunicacionais interagem entre si para a formação das diferentes teias de mediação entre os seres humanos que trabalham na clínica odontológica ou são atendidos por ela. Para a implantação desses fluxos comunicacionais e diversas outras estratégias, detalhamos um pouco mais a seguir como realizar a estruturação da gestão da comunicação para que o gestor/dentista líder possa executar em alguns passos simples.

Implantando a gestão da comunicação na sua clínica

Para a implantação da gestão da comunicação[4] na sua clínica, apresentamos a seguir alguns passos que podem ser seguidos.

4 CIRINO, J. A. F. **Gestão da comunicação hospitalar.** Curitiba: Appris, 2018.

Figura 2 – Passos para a implantação da gestão da comunicação na Clínica de Odontologia

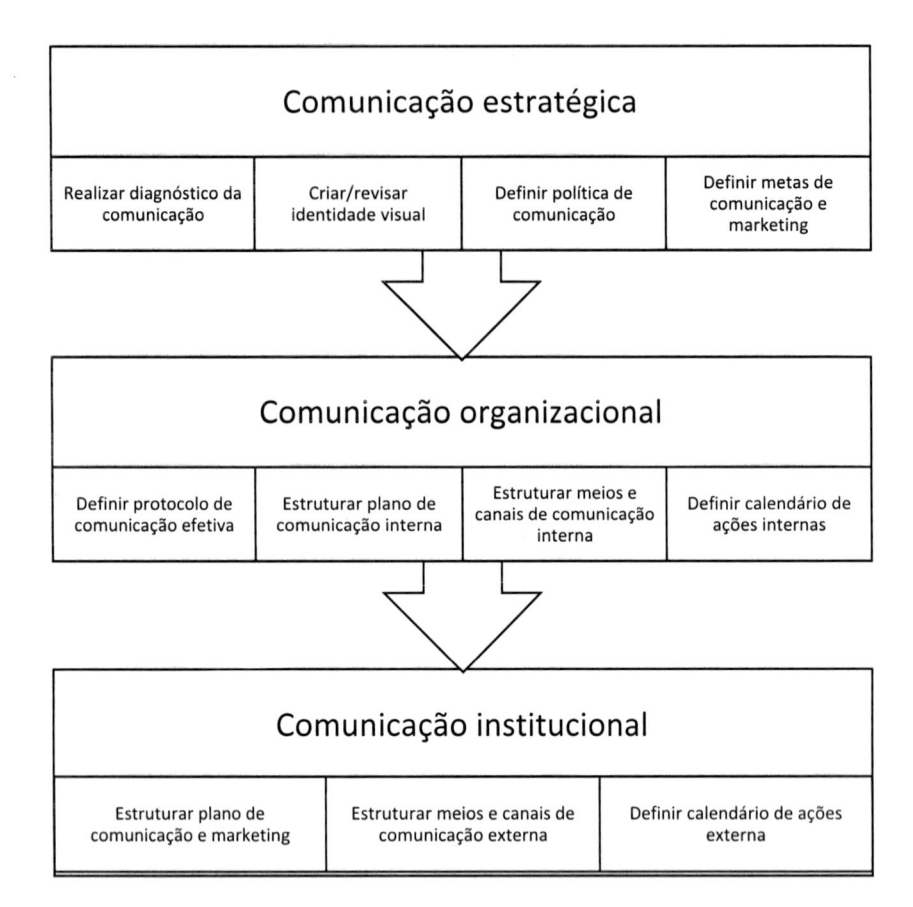

Fonte: elaborado pelos autores do livro

Esse roteiro pode ser executado seguindo essa ordem sugerida, começando do ponto em que a clínica odontológica está no momento ou mesmo priorizando algo que fará a diferença para os resultados da atualidade. O que salientamos é que seguir desde a primeira etapa na comunicação estratégica até a comunicação institucional poderá gerar maiores frutos para a empresa, pela solidez do alicerce fundamentado por essas práticas.

Uma etapa inicial necessária para a implantação de todas as estratégias de comunicação é mapear os públicos da clínica odontológica. Compreender com clareza com quem vamos nos comunicar

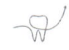

faz toda a diferença para qualquer ação de comunicação interna ou para marketing digital, por exemplo. Os públicos justificam os meios a serem utilizados.[5]

Figura 3 – Etapas para gerenciamento dos públicos da clínica odontológica

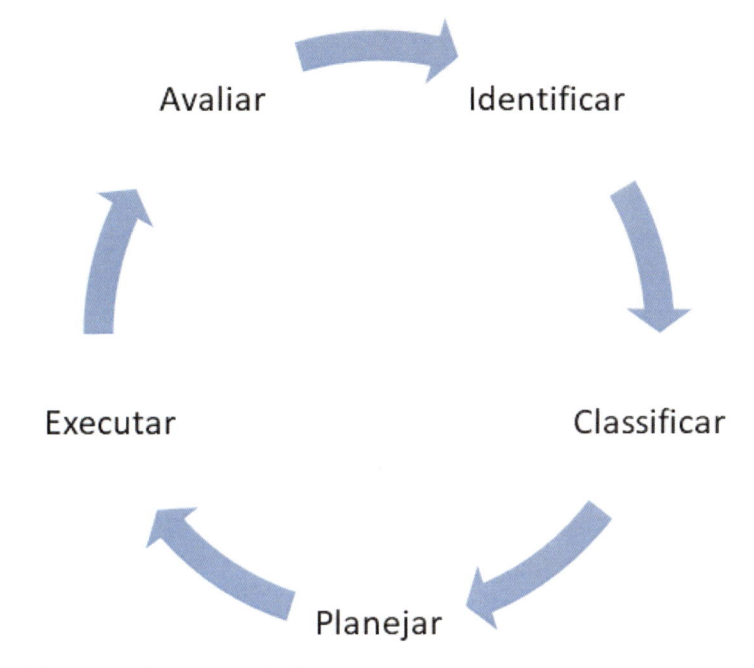

Fonte: elaborado pelos autores do livro

Nesse sentido, recomendamos as seguintes etapas para mapeamento dos públicos, o que pode contribuir com a definição da persona de pacientes da clínica, além das demais pessoas internas e externas envolvidas:

- **Identificar:** diagnosticar quais são os públicos de interesse da clínica odontológica, internos e externos, bem como possíveis públicos/grupos de pessoas que tenham impacto direto no entorno da empresa e que precisam ser atualizados (sociedade, sócios, conselho regional/nacional, pacientes e seus familiares, comunidade na localização geográfica da clínica, colaboradores, fornecedores etc.)

---

[5]   MARTINUZZO, J. A. **Os públicos justificam os meios**: mídias customizadas e comunicação organizacional na economia da atenção. São Paulo: Summus, 2014.

- **Classificar:** Após a identificação inicial dos públicos, precisamos classificá-los por nível de conhecimento da clínica, o quanto estão favoráveis ou não ao sucesso da empresa e o nível de engajamento/informações que possuem, usando uma simples tabela de análise de percepção da gestão da clínica sobre quem é mais ou menos favorável etc. Com essa classificação, torna-se possível definir metas para desenvolver cada relacionamento.

- **Planejar:** Para cada público, a partir da sua classificação, por exemplo: os pacientes estão neutros ainda sobre a marca da clínica, precisamos atuar para que, em até 3 meses, se tornem clientes fidelizados e defensores da marca. Para cada um dos grupos definidos, temos que ter um planejamento de ações e uma meta focada em aperfeiçoar o relacionamento com eles.

- **Executar:** A partir disso, vamos executar as ações propostas conforme planejamos e medir os resultados;

- **Avaliar:** Com a mensuração dos ganhos obtidos com as ações, poderemos atualizar o status de relacionamento com cada público da clínica e, posteriormente, realizar novas ações que fortaleçam ainda mais esses vínculos, a depender dos resultados que conseguimos alcançar com o planejado.

Mapeados os públicos, precisamos unir as ideias que surgiram de ações de comunicação e marketing para cada público e organizar em nossa estrutura sugerida em três seções: comunicação estratégica, comunicação organizacional e comunicação institucional, conforme a seguir.

Comunicação estratégica

A comunicação estratégica refere-se aos elementos que são estruturantes das decisões de comunicação do dia a dia, pautando-se por etapas que vão subsidiar a construção da comunicação e marketing para sua clínica. A partir da definição dos públicos da sua empresa, será essencial trabalhar de forma coerente para a entrega do serviço almejado, e que será pago por esses clientes.

- **Realizar diagnóstico da comunicação:** caso seja uma nova clínica, esse diagnóstico será uma previsão de quais são os serviços, funcionamento e necessidades futuras a serem implantadas e contempladas para planejamento; se for uma clínica já em funcionamento, o foco é, por meio desses pontos listados no capítulo, fazer um levantamento de como está o momento atual de cada uma das recomendações aqui estruturadas. Por exemplo: já temos identidade visual estruturada e divulgada? Dentre outros pontos. Por isso, transforme as sugestões aqui mencionadas em um checklist que poderá guiar você e sua equipe na realização desse diagnóstico.

- **Criar/revisar identidade visual:** parte essencial da estrutura comunicacional da clínica é a definição da logomarca, slogan e o desdobramento da aplicação dessa marca em todos os possíveis materiais de divulgação, uniformes, brindes, comunicação visual, fachada etc. Contratar o desenvolvimento de um manual de identidade visual propiciará a coerência entre os diversos espaços físicos e digitais com a mensagem que pretende ser transmitida pela clínica. Investir em uma adequada padronização visual proporciona maior clareza e efetividade às próximas ações de comunicação e marketing, por seguirem uma linha criativa previamente estudada e aprovada.

- **Definir política de comunicação:** Não só de visual a comunicação é feita. Definir uma forte política de comunicação para a clínica é essencial, padronizando as principais decisões sobre os próximos pontos mencionados neste roteiro e apresentando as corresponsabilidades dos envolvidos: pode usar o jaleco da clínica em outro lugar? Pode postar na rede social um vídeo atendendo o paciente sem autorização formal? Dentre outras definições que podem prevenir inúmeros riscos à imagem da empresa.

- **Definir metas de comunicação e marketing:** O que queremos de resultado ao investir nas ações de comunicação e marketing internas e externas? É essencial definir quais métricas vão sinalizar se estamos ou não no caminho certo. Por isso, sugerimos alguns indicadores no capítulo de gestão de resultados. Na comunicação interna, podemos ter o foco de melhorar a sensibilização da equipe, aumentar a satisfação em trabalhar na clínica etc. Já na comunicação e marketing externo, podemos definir metas como quantos seguidores queremos nas redes sociais, quantos novos leads nas campanhas de marketing, quantas conversões em novos atendimentos, dentre outros resultados possíveis, como o aumento na participação de mercado (faturamento e quantitativo de pacientes) e aumento de participação na mente dos consumidores (reconhecimento de marca).

Comunicação organizacional

Já a comunicação organizacional da clínica odontológica deve ser abordada como uma oportunidade de colocar em prática a identidade construída na comunicação estratégica, permeando o público interno e estruturando os mecanismos necessários para uma comunicação efetiva e segura entre todos.

- **Definir protocolo de comunicação efetiva:** A forma como a equipe de dentistas e os outros profissionais se comunicam é muito importante para melhorar o atendimento aos pacientes. O protocolo de comunicação efetiva é como um conjunto de regras que ajuda todos a se comunicarem da melhor forma possível. Aqui, podemos decidir como falar na primeira consulta com o paciente, o que é importante registrar, como passar informações quando o paciente vai ser atendido por outro dentista; como se comunicar em situações de emergência, e outras coisas importantes. Essas regras são colocadas em um documento para treinar toda a equipe da clínica, tanto os dentistas quanto os funcionários administrativos. É importante não só padronizar a comunicação entre os profissionais, mas também com os pacientes, já que, quando eles estão na clínica, fazem parte do nosso grupo. Esse protocolo pode ajudar a atender a uma meta nacional de segurança do paciente sobre a comunicação efetiva.

- **Estruturar plano de comunicação interna:** o famoso "endomarketing", ou marketing interno, é essencial para garantir um melhor clima organizacional para a clínica e também manter a todos atualizados sobre as principais informações no ambiente de trabalho. Por isso, além de planejar algo para se comunicar frequentemente com seus clientes, é essencial pensar no cliente interno também, que são os colaboradores. Lançar campanhas de motivação, desenvolvimento e educação em saúde para sua equipe faz a diferença no dia a dia e melhora, sobremaneira, o convívio entre os profissionais.

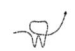

- **Estruturar meios e canais de comunicação interna:** definir com clareza quais são os meios e canais de comunicação a serem utilizados internamente faz toda a diferença para a garantia de um fluxo de comunicação efetivo. Vamos utilizar WhatsApp? Vamos usar e-mail? O que enviar em cada meio/canal? E quais são os padrões a serem utilizados para essas comunicações? Teremos um mural de avisos? Qual a periodicidade de atualização e o que vamos inserir de conteúdo ali? Todas essas decisões vão pautar o padrão da comunicação interna da clínica, fortalecendo os vínculos entre os colaboradores.

- **Definir calendário de ações internas:** Outra prática essencial na comunicação organizacional é a organização de eventos e ações internas para valorizar os colaboradores (dia da profissão, por exemplo), orientar quanto a temas importantes (Janeiro Branco – saúde mental, por exemplo) e também fortalecer o pertencimento (happy hour da clínica, por exemplo). Essas ações, executadas de forma periódica e equânimes para todos, têm um alto potencial para resultados de engajamento e colaboração mútua entre a equipe.

Comunicação institucional

A comunicação institucional da clínica é focada no público externo, ou seja, a sociedade, potenciais novos pacientes e os atuais pacientes durante seu momento fora do espaço físico do atendimento odontológico. É a forma como vamos interagir, engajar e integrar as pessoas para o propósito dessa empresa, seja o de promover a saúde bucal para todos, um atendimento odontológico de qualidade e segurança para os clientes, e assim por diante.

- **Estruturar plano de comunicação e marketing:** Pensando no público externo, a clínica precisa estruturar um planejamento com investimentos periódicos em práticas comunicacionais e de marketing para a obtenção de novos clientes, retenção dos atuais clientes, venda de novos serviços e também aumentar sua participação no mercado (aumento de vendas) e seu reconhecimento de marca (lembrança do nome da empresa). Esse planejamento exige o acompanhamento de profissionais específicos da área para a obtenção dos melhores resultados possíveis, com a criação de conteúdos que vão alcançar os objetivos da clínica com o melhor investimento x resultado.

- **Estruturar meios e canais de comunicação externa:** Parte desse planejamento mencionado anteriormente também vai considerar quais são os meios de comunicação oficiais da clínica: site, Instagram, LinkedIn, Facebook, Twitter, YouTube, TikTok, Spotify, comunidade/grupos de WhatsApp e outros que forem compreendidos como adequados às estratégias planejadas. O mais importante é estruturar meios que serão periodicamente atualizados e com conteúdos específicos para os formatos adequados. Além disso, também é importante ofertar canais de comunicação para iniciar diálogos com pacientes e possíveis pacientes, como um número de WhatsApp, o *direct* do Instagram, um e-mail, ou outro canal for entendido que atingirá o resultado almejado. O mais importante aqui é mapear seus públicos para compreender quais meios e canais vão realmente funcionar e estruturar os conteúdos de forma coerente para tanto.

- **Definir calendário de ações externas:** Assim como as ações internas são importantes, criar eventos e estratégias externas também podem ser essenciais para aumentar a inserção e relevância da clínica na sociedade. Organizar ações de responsabilidade social, como atendimento de saúde bucal em uma comunidade em situação de vulnerabilidade, apoiar instituições sem fins lucrativos renomadas, participar com orientação de saúde bucal em empresas, escolas e igrejas da região, pode aumentar significativamente o propósito dos colaboradores em também contribuírem com a sociedade, sempre seguindo, em todas as práticas, o Código de Ética da profissão.

Mediar pessoas

Abordar a gestão de comunicação para uma clínica odontológica é falar da importância da mediação de pessoas, os principais elos do atendimento em saúde bucal. Por isso, apresentamos uma abordagem abrangente sobre a importância da comunicação no contexto das clínicas odontológicas, destacando aspectos cruciais para o engajamento de equipes e pacientes. A compreensão de que a comunicação vai além da

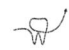

divulgação, enfatizando o papel da comunicação como um processo de tornar comum, compartilhando informações relevantes com diferentes públicos. O engajamento da equipe é, então, fundamental para garantir a execução de um atendimento adequado e satisfatório, destacando a importância de uma equipe bem-informada e comprometida com os objetivos da clínica.

Destacamos ainda a existência de três fluxos comunicacionais em uma clínica odontológica: assistencial, administrativo e de divulgação. A atenção dedicada a esses fluxos é crucial para a satisfação do cliente e a segurança do cuidado odontológico prestado. Recomendações específicas são oferecidas para cada fluxo, como a criação de um protocolo de comunicação efetiva para o fluxo assistencial e a definição de uma documentação para orientar a comunicação entre setores no fluxo administrativo.

Quanto à implantação da gestão da comunicação na clínica, oferecemos um roteiro com passos que podem ser seguidos, destacando a importância de uma abordagem estruturada desde a comunicação estratégica até a institucional. A comunicação estratégica é discutida em detalhes, desde a realização de um diagnóstico até a definição de metas de comunicação e marketing.

A comunicação organizacional é abordada como a oportunidade de colocar em prática a identidade construída na comunicação estratégica, enfatizando a importância de um protocolo de comunicação efetiva, plano de comunicação interna e ações internas.

A comunicação institucional é apresentada como voltada para o público externo, destacando a necessidade de estruturar um plano de comunicação e marketing, meios e canais de comunicação externa, e um calendário de ações externas. A ênfase na criação de conteúdos relevantes e atualizados para diferentes canais, como redes sociais e site, é destacada como crucial para engajar potenciais pacientes e reforçar a presença da clínica na sociedade. A participação em ações de responsabilidade social é sugerida como uma estratégia para aumentar o reconhecimento de marca e contribuir para a comunidade.

Capítulo 3

Aperfeiçoando a gestão de pessoas

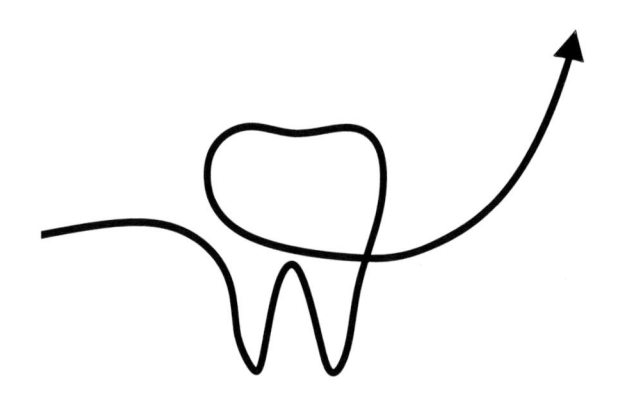

O que você vai aprender

- A importância das pessoas na organização
- O papel dos gestores e liderança em odontologia
- Cultura da sua empresa
- Gestão por competências

Pessoas são importantes

Quando abordamos humanização na odontologia, naturalmente associamos o atendimento encantador ao paciente. Isso envolve acolhimento, escuta atenta, reconhecimento das suas necessidades e comportamentos únicos, além do tratamento de suas dores. Esse tipo de abordagem cria um vínculo especial entre a equipe e o dentista, proporcionando uma experiência inigualável de atendimento.

Tendo em vista que o foco primordial da clínica é o paciente, devemos voltar as atenções para as pessoas que o atendem: os colaboradores.

Não há como existir uma odontologia humanizada sem se falar em gestão humanizada, ou seja, uma abordagem que prioriza os valores humanos e busca cultivar um ambiente de trabalho que valorize as particularidades dos colaboradores.

O mundo está passando por mudanças e as empresas precisam acompanhá-las para se manterem competitivas no mercado de trabalho. Isso significa abrir os horizontes para o novo e para as tendências. O antigo modo de tratar os colaboradores perdeu espaço. Uma empresa funciona com base no trabalho humano, e uma pessoa só pode oferecer aquilo que possui. Se um colaborador está desmotivado ou infeliz, não será capaz de fornecer o atendimento que se espera para o cliente, o que impacta diretamente na produtividade.

De nada adianta realizar inúmeros treinamentos se o exemplo não vem de cima para baixo, deixando a equipe à deriva, sendo cobrada para fornecer algo que não possui. Toda mudança gera desconforto, e as empresas que se opuserem a acompanhar as mudanças estarão fadadas ao fracasso. Um exemplo disso é a quantidade de organizações que contratam, investem em capacitação e seleções, mas não conseguem reter os grandes talentos em suas empresas. Nesse sentido, é importante questionar o que a empresa realmente deseja: funcionários temporários ou colaboradores que cresçam e se desenvolvam dentro da organização?

Gestão Humanizada

É fato que as preocupações mudaram ao longo das décadas. Os pacientes chegam aos consultórios já informados, buscando cuidar de sua saúde bucal e entendendo que ela é fundamental para uma vida equilibrada e saudável.

O mesmo aconteceu no mercado de trabalho. A preocupação com a qualidade de vida e saúde mental está em outdoors, televisão, internet, rádio, e outros meios. Em mundo que se fala tanto sobre isso, principalmente após a pandemia, é inaceitável pensar que o mundo corporativo está estático. Os colaboradores estão se preocupando mais com o seu bem-estar físico e mental do que apenas com salários.

A vida no trabalho deve ser tranquila, desejada, sem gerar ansiedade pelo dia seguinte. A motivação está ligada à conexão física, emocional, cognitiva e social. Além disso, é sabido que pessoas capacitadas e treinadas tendem a ser mais motivadas, o que está diretamente ligado à produtividade e lucratividade de uma empresa.

A mudança na visão e aplicação da gestão humanizada é o caminho para estabelecer um senso comum de propósito entre colaboradores e gestores. O mercado mudou, as perspectivas também. Os bons colaboradores desejam não apenas bem-estar no ambiente de trabalho, mas também a oportunidade de crescimento nas empresas em que atuam.

Uma gestão humanizada começa com a liderança. Na sua empresa, seja ela uma clínica pequena com apenas uma cadeira ou uma rede de clínicas, há divisão de trabalho, cada um sabe a quem reportar? Há um líder? Um gestor? Ou tudo fica sob responsabilidade do dono/a? E se o dono/a for o/a dentista? Ele/a atende, paga as contas, gerencia pessoas e contrata? Mesmo em uma empresa pequena, as funções devem estar definidas.

A sobrecarga de demandas e a falta de clareza nos papéis e responsabilidades dos colaboradores dentro de uma empresa podem levar a ambiguidade, conflitos e frustração, além de aumentar a rotatividade de pessoal. Nenhum colaborador ficará satisfeito, se estiver constantemente exausto ou observar colegas no mesmo nível hierárquico

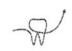

realizando menos tarefas. A gestão humanizada busca ser equânime com a divisão de tarefas, levando em consideração os cargos e suas respectivas responsabilidades.

Com frequência, excelentes funcionários vão perdendo o brilho em suas funções por falta de reconhecimento ou falta de definição sobre o que realmente deveriam fazer, até que decidem sair. A organização não soube lidar com aqueles que eram excelentes em suas funções. O problema muitas vezes está no sistema e não nas pessoas. Se colocamos pessoas boas em sistemas ruins, obtemos resultados ruins.

As decisões dos líderes devem ser pautadas em processos. Colaboradores que têm motivação, mas não têm resultados devem ser treinados. Se o colaborador tem resultados, mas não tem motivação, cabe ao líder analisar o que está acontecendo e incentivá-lo. Para colaboradores que possuem motivação e resultados, é hora de alçar voos, pensando em promoções ou bonificações. Caso o colaborador não tenha motivação e também não apresente resultados, tampouco desenvolvimento após os sucessivos treinamentos, o desligamento é necessário.

Dessa forma, as decisões sobre quem deve ser bonificado, promovido, treinado ou demitido se tornam claras aos olhos do gestor. Juntamente com os indicadores de desempenho, que serão discutidos adiante, o caminho é traçado com precisão.

Pautar uma gestão em humanização significa que as normas e processos estarão bem definidos e contribuindo para um clima organizacional satisfatório. Colaboradores precisam de um norte. Devem saber com clareza o que é esperado e qual é a sua missão na empresa. Os processos servem como guia do que fazer e como fazer. Sabendo-se das exigências, o próprio colaborador tem a clareza se fez tudo corretamente ou se pulou alguma etapa.

Assim, o líder, consegue manter uma relação de respeito mútuo com sua equipe sem deixar de cumprir o seu papel, que é gerenciar e monitorar resultados.

Os dentistas, assim como outros profissionais de saúde, enfrentam desafios ao assumir posições de liderança. Gerir e liderar uma equipe multidisciplinar exige habilidades adicionais que muitas vezes não são abordadas na faculdade.

A liderança para o dentista pode ser estressante e exigente, com longas horas de trabalho, pressões financeiras e múltiplas responsabilidades. Imagine, gerenciar agendas lotadas de pacientes, ao mesmo tempo lidar com tarefas administrativas, planejamento financeiro, contratação e treinamento de equipe. É realmente cansativo. Portanto, os dentistas precisam desenvolver estratégias eficazes de gestão para suas empresas, como a contratação de um gestor qualificado, o que lhes permite concentrar-se em outras áreas do negócio.

Liderança em odontologia

Liderança é proporcionar condições para o desenvolvimento de lealdade e comprometimento dentro da equipe, em que a comunicação é franca e aberta, permitindo o envolvimento e potencialização dos colaboradores, tanto em seu crescimento profissional quanto pessoal.

Agora, vamos discutir as características de um líder (que pode ser o dentista e/ou o gestor) e como aplicá-las em sua rotina diária.

- Comunicação clara e eficaz:

Um líder deve ser capaz de se comunicar de forma clara, concisa e assertiva. Isso inclui transmitir informações aos colaboradores, explicar metas e expectativas, fornecer feedback construtivo e ouvir ativamente as preocupações e sugestões da equipe.

O colaborador deve sentir segurança na empresa em que trabalha, saber que suas dúvidas e dificuldades serão sanadas pelo seu líder/gestor, e entender que há um responsável a quem se dirigir, com acolhimento quando necessário. Entender que, além do saber fazer (técnica), tem o porquê de fazer (missão da empresa), para quem fazer (clientes) e aonde se quer chegar (visão). Desta forma, uma comunicação eficaz promove o entendimento mútuo e ajuda a evitar mal-entendidos e conflitos.

- Empatia e habilidades interpessoais:

É papel de um líder não apenas fornecer os treinamentos inerentes à função, mas também segurança emocional, criar condições para o desenvolvimento da lealdade e do comprometimento, estabelecer uma comunicação franca e aberta, e se envolver, potencializando as capacidades técnicas e pessoais dos colaboradores.

A capacidade de entender e se conectar emocionalmente com os colaboradores é crucial. Ao demonstrar empatia, o líder pode compreender as necessidades, preocupações e aspirações dos membros da equipe, promovendo um ambiente de trabalho colaborativo e acolhedor.

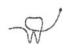

- Habilidade de delegação:

Um gestor/líder sabe que não pode fazer tudo sozinho e tem confiança para delegar responsabilidades e tarefas apropriadas aos membros da equipe. Isso permite que os profissionais se desenvolvam, assumam responsabilidades e se sintam valorizados em suas contribuições. Ao delegar, o líder também demonstra confiança na equipe e libera tempo para se concentrar em tarefas estratégicas.

Inteligência emocional

Um dos pilares para gestão, vendas e empreendedorismo, é a inteligência emocional. Esse assunto foi inicialmente abordado por Daniel Goleman em seu livro *Inteligência Emocional*. O autor define inteligência emocional como a habilidade de uma pessoa em identificar os próprios sentimentos e os dos outros, de gerir impulsos dentro de nós e nos automotivar, mesmo diante de obstáculos.[6]

Todos nós enfrentamos dificuldades e dias ruins. A diferença está na forma como lidamos com esses momentos. Receber um "não" de um cliente ou ser menosprezado por um cliente são situações desafiadoras. Como a equipe responde a isso? E o feedback? Como líder e gestor, você consegue dar um feedback com empatia?

A inteligência emocional não é uma competência inata, mas sim uma habilidade que pode ser desenvolvida. É um fato que um colaborador emocionalmente inteligente gera melhores resultados para a empresa. O oposto também é verdadeiro. Um colaborador que não consegue gerir suas emoções pode gerar resultados negativos, independentemente de quão bem ele realize suas tarefas.

Sua empresa lida com pessoas. Lida com pacientes ansiosos, traumatizados e com expectativas elevadas. Lida também com colaboradores que precisam ter um alto quociente de inteligência emocional para se relacionar com esses clientes. Como líder e gestor, é importante que você saiba como desenvolver essas competências em sua equipe.

A ideia é ter as pessoas certas nos lugares certos. Para isso, os colaboradores devem ter, antes de tudo, autoconhecimento. Saber quais são seus pontos fracos e fortes é o ponto de partida para a gestão por compe-

[6] Goleman, D. **Liderança emocional**: a inteligência emocional e o novo líder do futuro. Rio de Janeiro: Sextante, 2002.

tências. Quando a cultura organizacional está fortalecida, torna-se mais fácil contratar pessoas com o perfil da empresa.

Cultura da sua empresa

Agora que já discutimos e refletimos sobre liderança e feedbacks, vamos abordar a cultura da sua empresa.

Quando se fala em cultura organizacional, é comum associar a frase "visão, missão, valores". Embora esses três elementos façam parte da cultura, ela não se resume apenas a isso.

Primeiramente, o que é cultura organizacional? Sua empresa possui uma cultura real ou está apenas descrita em um pedaço de papel? Se perguntarmos aos seus colaboradores sobre a cultura da empresa, eles saberiam responder? E seus clientes? Eles conhecem a missão da empresa? O seu porquê? Ao refletir sobre essas perguntas, o que cultura significa para você?

Segundo Idalberto Chiavenato, a cultura organizacional é um conjunto de hábitos, valores e crenças compartilhados pelas pessoas em um ambiente de trabalho. Ele defende que a cultura organizacional desempenha um papel fundamental na motivação dos trabalhadores, definindo a visão de mundo e a forma como a empresa conduz seus negócios.[7]

A cultura envolve desde as decisões estratégicas, a forma que os funcionários são tratados, a autonomia dada a eles em suas funções, a maneira como os pacientes são atendidos até o recrutamento de colaboradores.

Segundo Chiavenato, uma empresa precisa investir em seu público interno para obter sucesso, pois os colaboradores são os principais responsáveis pelos resultados e, consequentemente, pelo crescimento do negócio. Uma cultura organizacional fortalecida engaja equipes, transforma o negócio e proporciona um senso de pertencimento aos colaboradores, uma vez que todos falam a mesma língua.

Para uma equipe que não sabe aonde deve chegar, qualquer caminho serve. De nada adianta traçar estratégias, metas, normas e indicadores se a equipe não souber exatamente quais são os objetivos de suas funções e o propósito da empresa.

---

[7] Chiavenato, I. **Gestão de pessoas**: o novo desafio das empresas na era da informação. Rio de Janeiro: Elsevier, 2009.

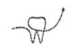

A cultura organizacional deve ser idealizada desde o início da empresa. Caso você ainda não a tenha estabelecido, não se preocupe. O primeiro passo é fazer uma análise conforme descrito no capítulo "Comunicando com pacientes e equipe". Como os colaboradores enxergam a cultura organizacional da sua empresa? Para você, como é a cultura? Qual é a personalidade do dono/dentista? Quais são suas crenças e valores? O que você deseja transmitir? Quais são suas expectativas? Qual é a razão de existir da empresa? Quais costumes e atividades a empresa possui?

Já dissemos e repetimos, a mudança ocorre dos líderes para os liderados, de cima para baixo. Para que a equipe compreenda a cultura organizacional da empresa, todos os integrantes dela, independentemente de sua posição, devem praticá-la diariamente. Os colaboradores espelham seus líderes.

A formação da cultura organizacional deve atender aos desejos de todos os envolvidos, incluindo gestores, colaboradores e clientes. No entanto, como transmitir a cultura sem diálogo? Sem comunicação, os gestores não conseguem transmitir seus valores à equipe, muito menos ao cliente final.

Existem diversas culturas organizacionais descritas na literatura e em atividade nas empresas. Acreditamos na cultura centrada nas pessoas, na qual os colaboradores são o centro da empresa. Quando são valorizados, os colaboradores têm espaço para se desenvolver, suas ideias e opiniões são ouvidas, contribuindo para o crescimento da empresa.

Com colaboradores motivados, a empresa retém talentos, reduzindo a rotatividade. A cultura organizacional funciona como uma seleção natural dentro da empresa. Além disso, equipes com uma cultura organizacional positiva e forte são autônomas. Os gestores não precisam repetir exaustivamente as regras tácitas ou implícitas, pois todos já as incorporaram e as seguem. Os problemas relacionados a comportamentos inadequados diminuem, assim como o esforço e o tempo para corrigir suas consequências.

Diferentemente da cultura, o clima organizacional está relacionado a como os colaboradores se sentem em relação às condições oferecidas pela empresa. Esse conceito envolve a satisfação com o trabalho, equipamentos, interação com colegas, entre outros aspectos. É possível medir a motivação dos colaboradores por meio de pesquisas de clima organizacional.

Motivação

Já parou para pensar o que motiva a sua equipe? O que faz cada um ali acordar cedo, enfrentar trânsito, ônibus lotados, trabalhar até o final da tarde e, muitas vezes, estender o seu horário?

A motivação da Joana não é a mesma da Cláudia. Como motivar uma pessoa se você não a conhece? Não sabe, se tem filhos, se é casada, se mora com alguém ou se cuida de alguém?

Bônus e promoções são excelentes incentivos, mas têm um prazo de validade. Elas podem ser efetivas e segurar os colaboradores por um determinado prazo, mas, com o tempo, essas táticas param de funcionar e só trazem estresse para o colaborador e empregador.

O que buscamos é lealdade e propósito. A lealdade entre funcionários ocorre quando eles abrem mãos desses benefícios para continuar trabalhando na empresa. O que os motiva é o porquê eles fazem o que fazem.

Gestão por competências

Como é o processo de contratação da sua equipe? Estão listadas todas as competências necessárias para cada cargo? Quais habilidades devem ser possuídas ou desenvolvidas para ocupar determinada posição?

O conceito de gestão por competências refere-se à forma como os colaboradores são gerenciados dentro da empresa. Como mencionado anteriormente, competências são habilidades que podem ser treinadas. Portanto, é essencial desenvolver ao máximo as habilidades técnicas e comportamentais da nossa equipe e, consequentemente, aumentar os resultados alcançados pela organização.

O Mapeamento de Competências mostra aos colaboradores o tipo de comportamento que a empresa valoriza, fortalecendo a cultura de feedback, e, é claro, estimulando a motivação das pessoas e aumentando a retenção de talentos. Afinal, é preciso desenvolver pessoas que desenvolvam empresas. Essa é a ordem. Desenvolver envolve aprimorar, seja por meio de cursos, treinamentos ou contratações. Para desenvolver as habilidades da equipe, vamos conversar sobre os principais tipos de competências.

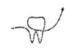

- Competências técnicas (*Hard skills*)

As competências técnicas são aquelas fundamentais para que o colaborador desempenhe seu cargo de forma eficaz e eficiente. São atributos adquiridos por meio da experiência profissional e acadêmica. Por exemplo, para um dentista poder atuar, ele deve adquirir competência técnica na faculdade de Odontologia. As competências técnicas também podem ser desenvolvidas por meio de cursos, treinamentos e capacitações.

Em resumo, são conhecimentos específicos que o colaborador precisa ter para exercer as atividades de um cargo.

- Competências comportamentais (*Soft skills*)

As competências comportamentais estão associadas à personalidade do colaborador, ou seja, são as características individuais e a forma como o indivíduo se comporta nas situações cotidianas. Exemplos de competências comportamentais são a comunicação, criatividade, capacidade de negociação, liderança e proatividade. Desta forma, a união do conhecimento (hard skills) com o comportamento (soft skills) nos auxilia a colocar cada colaborador na função mais assertiva para ele.

Como avaliar as competências dos colaboradores

A questão é: como você define as habilidades, conhecimentos e atitudes que os colaboradores precisam para desempenhar suas funções de forma eficaz? Como você sabe que eles estão prontos para o trabalho? Em outras palavras, você sabe o que medir?

Avaliar as competências pode ser algo desafiador. Você pode usar diversos parâmetros para fazer a avaliação, como tempo de experiência, perfil profissional, educação formal, cursos realizados no trabalho e externamente, entre outros. É claro que todos esses aspectos são importantes, no entanto, nenhum parece ser suficiente para descrever um conjunto ideal de comportamentos e características necessárias para executar um determinado papel.

Agora que você entendeu a importância de uma gestão por competências, que tal estruturar um plano para cada cargo na sua empresa?

Secretaria/recepção:

Competências e habilidades técnicas (*Hard skills*):

1. Conhecimento em atendimento ao cliente: capacidade de lidar com pacientes de forma cortês, atenciosa e profissional, tanto pessoalmente quanto por telefone ou e-mail.

2. Conhecimento em agendamento e marcação de consultas: capacidade de gerenciar com eficiência o agendamento de consultas, considerando a disponibilidade dos dentistas e as necessidades dos pacientes.

3. Conhecimento em sistemas de gerenciamento de consultórios: familiaridade com softwares ou sistemas utilizados para registrar informações dos pacientes, agendamento de consultas, faturamento etc.

4. Habilidades administrativas: capacidade de lidar com tarefas administrativas, como organização de documentos, preenchimento de formulários, emissão de recibos, controle de estoque de materiais de escritório, entre outros.

5. Conhecimento básico em odontologia: familiaridade com termos e procedimentos odontológicos comuns, a fim de auxiliar os pacientes e fornecer informações básicas sobre tratamentos.

6. Habilidades em lidar com faturamento: conhecimento sobre processos de faturamento e preenchimento de formulários relacionados.

Habilidades comportamentais (*Soft skills*):

1. Excelente habilidade de comunicação: capacidade de se comunicar de forma clara, empática e eficaz com pacientes, colegas de trabalho e dentistas.

2. Atitude acolhedora e amigável: ser cortês, amigável e ter uma abordagem calorosa para criar um ambiente acolhedor e confortável para os pacientes.

3. Habilidade em lidar com situações de estresse: capacidade de manter a calma e agir de forma profissional mesmo em situações desafiadoras ou estressantes.

4. Organização e habilidades de gerenciamento de tempo: capacidade de priorizar tarefas, lidar com múltiplas demandas e manter-se organizado em um ambiente movimentado.

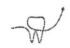

5. Ética profissional: manter a confidencialidade das informações dos pacientes, agir de forma ética e seguir as normas e regulamentos do consultório.

6. Trabalho em equipe: ser capaz de colaborar efetivamente com outros membros da equipe do consultório, mostrando respeito, apoio e colaboração.

7. Orientação para o cliente: ter um foco centrado no paciente, mostrando empatia, compreensão e buscando sempre fornecer um excelente atendimento ao cliente.

<u>Atendimento on-line</u>

Competências e habilidades técnicas (*Hard skills*):

1. Conhecimento em sistemas de atendimento on-line: familiaridade com ferramentas de chat on-line (WhatsApp), sistemas de gerenciamento de consultas e softwares de atendimento digital utilizados pelo consultório.

2. Conhecimento da língua portuguesa: facilidade em escrita correta e com a regras gramaticais da língua portuguesa.

3. Habilidades em digitação e escrita: capacidade de digitar rapidamente com precisão, além de ter habilidades de escrita claras e concisas para responder às mensagens dos pacientes de forma eficiente.

4. Conhecimento em termos e procedimentos odontológicos: ter um entendimento básico dos termos e procedimentos odontológicos comuns para fornecer informações relevantes e precisas aos pacientes.

5. Conhecimento em agendamento e marcação de consultas on-line: capacidade de utilizar sistemas de agendamento on-line e marcar consultas de acordo com a disponibilidade dos dentistas e necessidades dos pacientes.

6. Conhecimento em segurança de dados e privacidade: compreender a importância da privacidade dos dados dos pacientes e ser capaz de seguir as diretrizes de segurança para garantir a confidencialidade das informações.

Habilidades comportamentais (*Soft skills*):

1. Excelente habilidade de comunicação escrita: capacidade de se comunicar de forma clara, empática e eficaz por meio de mensagens digitais, garantindo que as dúvidas e necessidades dos pacientes sejam atendidas de maneira satisfatória.

2. Proatividade e resolução de problemas: ser capaz de antecipar e resolver problemas com eficiência, encontrando soluções adequadas para as solicitações e consultas dos pacientes.

3. Empatia e atendimento ao cliente: mostrar empatia genuína e compreensão às necessidades dos pacientes, fornecendo um atendimento personalizado e de qualidade.

4. Organização e gerenciamento de tempo: capacidade de priorizar e gerenciar várias conversas e tarefas simultaneamente, mantendo uma comunicação ágil e eficiente.

5. Adaptabilidade e flexibilidade: ser capaz de se adaptar a mudanças nas demandas do trabalho e lidar com diferentes tipos de situações e personalidades dos pacientes.

6. Orientação para resultados: ter um foco em alcançar metas e objetivos, cumprindo prazos e fornecendo um atendimento on-line de qualidade.

Líder/gestor

Competências e habilidades técnicas (*Hard skills*):

1. Conhecimento em gestão administrativa: capacidade de gerenciar eficientemente as operações diárias do consultório, incluindo agendamento, faturamento, gestão de estoque, entre outros.

2. Conhecimento em gestão financeira: habilidade para gerir o fluxo de caixa, realizar orçamentos, acompanhar custos e despesas e buscar formas de otimizar a rentabilidade do consultório.

3. Habilidades em liderança: capacidade de liderar a equipe do consultório, delegar tarefas, motivar os colaboradores e promover um ambiente de trabalho colaborativo.

4. Conhecimento em marketing odontológico: familiaridade com estratégias e técnicas de marketing para promover o consultório, atrair novos pacientes e fidelizar os existentes.

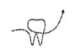

5. Conhecimento em recursos humanos: compreensão das práticas de recrutamento, seleção, treinamento e desenvolvimento de equipe, além de habilidades em lidar com questões de gestão de pessoas.

6. Conhecimento em legislação odontológica e normas de segurança: familiaridade com as regulamentações e diretrizes legais que envolvem a prática odontológica, garantindo o cumprimento das normas de segurança.

Habilidades comportamentais (*Soft skills*):

1. Habilidades de liderança: capacidade de inspirar e motivar a equipe, promover a colaboração e o trabalho em equipe, além de tomar decisões assertivas.

2. Excelente habilidade de comunicação: capacidade de se comunicar de forma clara, eficaz e empática com a equipe do consultório, dentistas e pacientes.

3. Habilidade em resolução de problemas: ser capaz de identificar e resolver problemas, tomar decisões rápidas e eficazes, além de lidar com situações desafiadoras.

4. Orientação para resultados: ter um foco em metas e resultados, buscando a eficiência operacional e o crescimento do consultório.

5. Inteligência emocional: capacidade de lidar com emoções próprias e dos outros, demonstrando empatia, compreensão e habilidades de gestão de conflitos.

6. Pensamento estratégico: capacidade de planejar a longo prazo, definir objetivos claros e desenvolver estratégias para o crescimento sustentável do consultório.

7. Habilidades de negociação: ser capaz de negociar com fornecedores, parceiros e seguradoras, buscando acordos vantajosos para o consultório.

8. Ética profissional: manter a confidencialidade das informações dos pacientes, agir de forma ética e seguir as normas e regulamentos do consultório e da profissão odontológica.

Departamento financeiro/cobrança/vendas

Competências e habilidades técnicas (*Hard skills*):

1. Conhecimento em contabilidade e finanças: compreensão dos princípios contábeis, demonstrações financeiras, análise de custos, faturamento e controle de receitas e despesas.

2. Habilidades em cobrança: capacidade de realizar a cobrança de pagamentos atrasados, enviar lembretes de pagamento, negociar acordos de pagamento e lidar com situações de inadimplência.

3. Conhecimento em sistemas de gestão financeira: familiaridade com softwares ou sistemas utilizados para registrar transações financeiras, emitir faturas, gerenciar contas a pagar e a receber, entre outros.

4. Análise de dados financeiros: capacidade de analisar e interpretar dados financeiros para identificar tendências, oportunidades de melhoria e tomar decisões embasadas.

5. Conhecimento em técnicas de vendas: familiaridade com estratégias e técnicas de vendas para impulsionar as receitas do consultório, incluindo *upselling*, *cross-selling*, funil de vendas e fechamento de negócios.

6. Conhecimento em convênios: compreensão dos processos de faturamento de convênios odontológicos, incluindo a documentação necessária e os procedimentos de reembolso.

Habilidades comportamentais (*Soft skills*):

1. Excelente habilidade de comunicação: capacidade de se comunicar de forma clara, cortês e persuasiva tanto com os pacientes quanto com os convênios.

2. Habilidade em negociação: ser capaz de negociar termos de pagamento com pacientes, seguradoras e fornecedores, buscando acordos vantajosos para o consultório.

3. Orientação para o cliente: ter um foco centrado no paciente, demonstrando empatia, paciência e respeito ao lidar com questões financeiras e de cobrança.

4. Organização e habilidades de gerenciamento de tempo: capacidade de gerenciar múltiplas tarefas e prazos, mantendo um fluxo de trabalho eficiente e priorizando as atividades mais importantes.

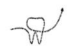

5. Habilidades de resolução de problemas: ser capaz de lidar com situações desafiadoras, resolver problemas financeiros e encontrar soluções eficazes para questões de cobrança e vendas.

6. Integridade e ética profissional: manter a confidencialidade das informações financeiras dos pacientes, agir de forma ética e seguir as normas e regulamentos relacionados à privacidade e segurança dos dados.

7. Trabalho em equipe: ser capaz de colaborar com outros membros da equipe do consultório, como dentistas e recepcionistas, para garantir um fluxo de informações adequado e uma experiência financeira harmoniosa para os pacientes.

<u>Dentistas</u>

Competências e habilidades técnicas (*Hard skills*):

1. Conhecimento em odontologia: ter um amplo conhecimento teórico e prático nas áreas fundamentais da Odontologia e de sua especialidade, incluindo anatomia dental, diagnóstico, tratamentos restauradores, endodontia, periodontia, prótese, entre outros.

2. Habilidades clínicas: possuir habilidades técnicas para realizar procedimentos odontológicos, como extrações, restaurações, tratamentos de canal, implantes, próteses, entre outros, com precisão e eficiência.

3. Conhecimento em radiologia odontológica: familiaridade com técnicas de radiologia odontológica, incluindo a interpretação de radiografias e tomografias, para auxiliar no diagnóstico e planejamento de tratamentos.

4. Conhecimento em esterilização e biossegurança: compreensão dos protocolos de esterilização de instrumentos, normas de biossegurança e práticas de controle de infecção, garantindo um ambiente seguro para os pacientes.

5. Conhecimento em tecnologia odontológica: familiaridade com o uso de equipamentos e tecnologias modernas em odontologia, como scanners intraorais, CAD/CAM, radiografia digital, entre outros.

6. Habilidades de documentação e registro: capacidade de documentar adequadamente o histórico odontológico dos pacientes, registrar informações de tratamento, prescrições e procedimentos realizados.

Habilidades comportamentais (*Soft skills*):

1. Excelente habilidade de comunicação: ser capaz de se comunicar de forma clara e empática com os pacientes, explicando procedimentos, tirando dúvidas e fornecendo orientações pós-tratamento.

2. Empatia e atendimento ao paciente: demonstrar sensibilidade e compreensão em relação às necessidades e preocupações dos pacientes, criando um ambiente de confiança e conforto.

3. Habilidade em gerenciamento de tempo: ser capaz de gerenciar o tempo de forma eficiente, garantindo que os atendimentos sejam realizados dentro dos prazos estabelecidos e minimizando o tempo de espera dos pacientes.

4. Pensamento crítico e resolução de problemas: ter habilidades de análise e diagnóstico para identificar problemas odontológicos, propor soluções adequadas e tomar decisões embasadas durante os tratamentos.

5. Habilidades de coordenação com a equipe: capacidade de trabalhar em equipe, coordenando-se com outros profissionais do consultório, como auxiliares e recepcionistas, para garantir um atendimento integrado e de qualidade.

6. Ética profissional: manter a confidencialidade das informações dos pacientes, agir de forma ética e seguir as normas e regulamentos profissionais.

Auxiliares e técnicas em saúde bucal

Competências e habilidades técnicas (*Hard skills*):

1. Conhecimento em odontologia: ter conhecimento básico das áreas fundamentais da Odontologia, incluindo anatomia dental, instrumentos odontológicos, materiais dentários e procedimentos comuns.

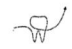

2. Habilidades clínicas: possuir habilidades técnicas para auxiliar o dentista durante os procedimentos odontológicos, preparando os materiais, aspirando, manipulando instrumentos, entre outras tarefas.

3. Conhecimento em esterilização e biossegurança: compreender os protocolos de esterilização de instrumentos, normas de biossegurança e práticas de controle de infecção, garantindo um ambiente seguro para os pacientes e a equipe.

4. Conhecimento em radiologia odontológica: familiaridade com técnicas de radiologia odontológica, incluindo a preparação do paciente, posicionamento dos filmes ou sensores e processamento das imagens radiográficas.

5. Conhecimento em emergências odontológicas: estar ciente dos protocolos de atendimento em casos de emergências durante os procedimentos odontológicos e ser capaz de agir com eficácia em situações de urgência.

6. Habilidades administrativas: capacidade de realizar tarefas administrativas do consultório, como agendamento de consultas, controle de prontuários, organização do ambiente de trabalho, entre outras atividades relacionadas.

Habilidades comportamentais (*Soft skills*):

1. Excelente habilidade de comunicação: ser capaz de se comunicar de forma clara e eficaz com o dentista, outros profissionais do consultório e pacientes, transmitindo informações de forma precisa e empática.

2. Empatia e atendimento ao paciente: demonstrar sensibilidade e compreensão em relação às necessidades e preocupações dos pacientes, proporcionando um ambiente acolhedor e de confiança.

3. Trabalho em equipe: ser capaz de colaborar com outros membros da equipe do consultório, como dentistas, recepcionistas e outros auxiliares, para garantir um atendimento integrado e de qualidade.

4. Organização e habilidades de gerenciamento de tempo: capacidade de gerenciar múltiplas tarefas e prazos, mantendo um fluxo de trabalho eficiente e priorizando as atividades mais importantes.

5. Ética profissional: manter a confidencialidade das informações dos pacientes, agir de forma ética e seguir as normas e regulamentos profissionais.

6. Flexibilidade e adaptabilidade: ser capaz de lidar com situações imprevistas e se adaptar a mudanças nos procedimentos, tecnologias e necessidades do consultório.

7. Orientação para aprendizado contínuo: estar aberto(a) a aprender e se atualizar constantemente sobre novas técnicas, materiais e avanços na odontologia.

<u>Manutenção e limpeza</u>

Competências e habilidades técnicas (*Hard skills*):

1. Conhecimento em limpeza e higienização: ter conhecimento sobre os procedimentos adequados de limpeza e higienização de diferentes superfícies, equipamentos e materiais presentes em um consultório odontológico.

2. Conhecimento em produtos de limpeza: familiaridade com os produtos de limpeza adequados para cada superfície, como pisos, móveis, vidros e banheiros, bem como saber como manuseá-los de forma segura.

3. Organização e habilidades de gerenciamento de tempo: capacidade de planejar e executar as tarefas de limpeza de forma eficiente, otimizando o tempo e garantindo que todas as áreas sejam limpas adequadamente.

4. Conhecimento em descarte de resíduos: saber como lidar corretamente com o descarte de resíduos, seguindo as normas de segurança e de proteção ao meio ambiente.

Habilidades comportamentais (*Soft skills*):

1. Responsabilidade e confiabilidade: demonstrar comprometimento com as tarefas atribuídas, cumprindo horários, seguindo as instruções de limpeza e mantendo a confidencialidade das informações do consultório.

2. Atitude proativa: ter uma abordagem proativa ao trabalho, antecipando as necessidades de limpeza, identificando problemas e tomando ações corretivas de forma independente.

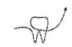

3. Atendimento ao cliente interno: ser cortês e respeitoso ao lidar com os dentistas, funcionários e pacientes, garantindo que eles tenham um ambiente limpo e agradável.

4. Trabalho em equipe: ser capaz de colaborar com outros membros da equipe do consultório, respeitando as funções e trabalhando em harmonia para manter o ambiente limpo e organizado.

5. Atenção aos detalhes: ter a habilidade de observar os detalhes e executar a limpeza minuciosamente.

6. Ética profissional: agir com ética, respeitando a privacidade dos pacientes, mantendo a confidencialidade das informações e seguindo as normas de segurança e saúde no trabalho.

7. Flexibilidade e adaptabilidade: ser capaz de se adaptar a mudanças nas rotinas de limpeza e responder de forma flexível a situações imprevistas ou emergências.

<u>Departamento de marketing/comercial</u>

Competências e habilidades técnicas (*Hard skills*):

1. Conhecimento em marketing digital: familiaridade com estratégias de marketing digital, como SEO (otimização de mecanismos de busca), marketing de conteúdo, mídias sociais, e-mail marketing, para promover o consultório e atrair novos pacientes.

2. Conhecimento em *branding* e identidade visual: compreensão dos conceitos de *branding* e capacidade de desenvolver uma identidade visual consistente para o consultório, incluindo logotipo, cores, fontes, materiais de marketing etc.

3. Habilidades em design gráfico: ser capaz de criar materiais de marketing visualmente atraentes, como folhetos, cartões de visita, banners, posts para mídias sociais, utilizando ferramentas de design gráfico.

4. Análise de mercado e concorrência: capacidade de realizar pesquisas de mercado, analisar dados e identificar oportunidades de crescimento, além de monitorar a concorrência para se manter atualizado sobre as melhores práticas do setor.

5. Habilidades em gestão de projetos: capacidade de planejar, coordenar e executar campanhas de marketing e eventos promocionais, definindo metas, cronogramas e orçamentos, e acompanhando os resultados alcançados.

6. Conhecimento em marketing de relacionamento: familiaridade com estratégias de fidelização de clientes, como programas de indicação, envio de lembretes de consultas, e acompanhamento pós-tratamento, para fortalecer o relacionamento com os pacientes existentes.

Habilidades comportamentais (*Soft skills*):

1. Excelente habilidade de comunicação: ser capaz de se comunicar de forma clara e persuasiva, tanto por escrito quanto verbalmente, para transmitir a proposta de valor do consultório e influenciar positivamente os pacientes e a equipe.

2. Criatividade e inovação: ter habilidades para gerar ideias criativas e inovadoras na promoção do consultório, buscando maneiras de se destacar da concorrência e atrair a atenção do público-alvo.

3. Orientação para resultados: ser motivado(a) por metas e resultados, trabalhando de forma proativa para alcançar os objetivos de marketing e comercialização estabelecidos.

4. Capacidade analítica: ser capaz de analisar dados e métricas de marketing para avaliar a eficácia das estratégias e campanhas, fazendo ajustes quando necessário.

5. Habilidade em gestão de relacionamento: ser capaz de construir relacionamentos sólidos com os pacientes, colegas de trabalho e parceiros de negócio, mantendo uma postura profissional e de empatia.

6. Flexibilidade e adaptabilidade: estar aberto/a a mudanças e ajustes nas estratégias de marketing, acompanhando as tendências do mercado e adaptando-se a novas demandas e necessidades.

As competências e habilidades sugeridas no capítulo podem e devem ser lapidadas conforme a cultura da sua empresa. Nossa intenção é que você, como líder e gestor, consiga analisar os gaps/lacunas entre o que é exigido e o que o colaborador entrega. Após alterar as competências de

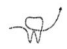

acordo com a sua empresa, é indispensável que todos sejam comunicados. Mas, não basta apresentá-las e não dar condições para que a equipe se desenvolva. Crie políticas de aprendizado organizacional. De nada adianta exigir se o colaborador não tem condições para crescer. Lembre-se, a implantação da gestão por competências depende do comprometimento da empresa como um todo.

Indicadores de desempenho

Os indicadores de desempenho, as avaliações comportamentais e do trabalho de cada colaborador são ferramentas indispensáveis para que você possa reconhecer o esforço de seus colaboradores e corrigir falhas antes que elas comprometam o dia a dia da clínica.

Com um monitoramento constante e eficaz, é possível descobrir o quão distantes os colaboradores estão de atender às demandas da organização, alinhar treinamentos, avaliações, recrutamentos, e fornecer feedbacks mais justos e precisos.

Dessa forma, podemos criar e desenvolver individualmente cada colaborador (entre colaboradores e líderes) para potencializar pontos positivos e fortalecer competências que precisam ser aprimoradas. Os treinamentos se tornam mais eficazes, pois são realizados para suprir necessidades específicas de cada colaborador.

Com as competências mapeadas, é possível definir uma escala para determinar o nível de compreensão que o colaborador tem da competência e se está apto para o cargo. Essa escala auxilia na análise da avaliação de desempenho.

Sugerimos o uso da seguinte escala:

- Nunca: nunca atinge a(o) competência(comportamento) esperada(o).

- Raramente: raramente atinge a(o) competência(comportamento) esperado, mas ainda atinge.

- Às vezes: atinge às vezes a(o) competência(comportamento) esperada(o).

- Frequentemente: atinge frequentemente ou quase sempre a(o) competência(comportamento) esperada(o).

- Sempre: atinge a(o) competência(comportamento) esperada(o)
- N/A (Opcional) – não se aplica: não é possível avaliar o colaborador nessa competência (comportamento).

Essa escala proporciona uma base objetiva para avaliar o desempenho dos colaboradores, permitindo uma análise mais precisa e comparativa ao longo do tempo.

Considerações finais

O intuito deste capítulo foi demonstrar que a gestão humanizada não apenas reconhece as pessoas como seres humanos, sejam eles colaboradores ou clientes, mas também compreende que é possível ter uma empresa bem estruturada, com processos e mapeamentos que facilitem a vida do gestor, ao mesmo tempo em que se mostra altamente lucrativa.

Em um mundo cada vez mais dominado pela tecnologia e pela automatização, a necessidade de contato humano é crucial. O atendimento humanizado ao paciente, o acolhimento e a valorização das particularidades dos colaboradores são fundamentais para proporcionar uma experiência única de atendimento e fortalecer os laços com a equipe e os clientes.

A cultura organizacional, a inteligência emocional e a motivação dos colaboradores desempenham um papel essencial nessa abordagem humanizada. Ao desenvolver as competências técnicas e comportamentais dos funcionários, a gestão por competências contribui para um ambiente de trabalho mais harmonioso e produtivo, promovendo a retenção de talentos e o crescimento da empresa.

Por meio de indicadores de desempenho e avaliações constantes, é possível identificar oportunidades de melhoria, reconhecer o esforço dos colaboradores e alinhar treinamentos e ações para potencializar o desempenho da equipe. Dessa forma, a gestão humanizada constrói uma cultura de feedback, comunicação aberta e valorização das pessoas, gerando um ambiente favorável para o crescimento do negócio.

Em síntese, a gestão humanizada reconhece que o sucesso de uma empresa está intimamente ligado ao cuidado e à valorização das pessoas, sejam elas colaboradores ou clientes. Com a combinação adequada de tecnologia e contato humano, é possível alcançar um equilíbrio que promova o bem-estar dos colaboradores, a satisfação dos clientes e o sucesso duradouro da organização.

Capítulo 4

Cuidando de todos com segurança

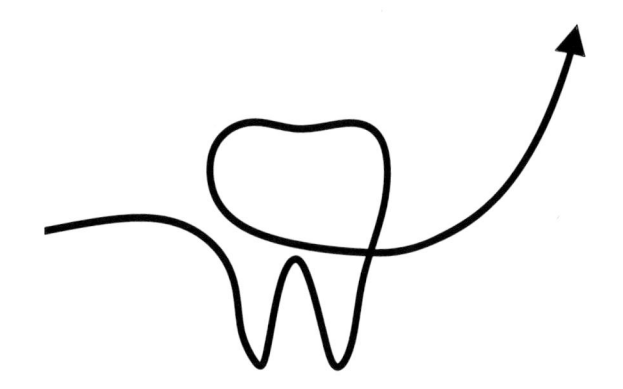

O que você vai aprender

- Cuidado seguro ao paciente e a equipe
- O que é biossegurança e como implementá-la no dia a dia
- Como evitar riscos/danos ao paciente e equipe

Cuidado ao próximo

Ao falar sobre gestão de qualidade ou gestão estratégica, não se pode negligenciar um dos tópicos mais essenciais na Odontologia: a biossegurança. Sem ela, o padrão de qualidade e atenção ao próximo ficam comprometidos. A biossegurança proporciona a certeza do cuidado com o próximo, seja o paciente, o colega de trabalho ou os familiares. Na Odontologia, assim como na Medicina, a segurança do paciente e dos profissionais é tratada com seriedade. A preocupação com esse tema vai além do que é ensinado na graduação ou nos cursos técnicos da área.

Em sua clínica, como estão definidos os padrões? A rotina diária e as metodologias seguem as normas estipuladas pelos órgãos competentes? Sua equipe tem estabelecido e praticado todo o processo? Você atenderia a sua família com o modelo que tem hoje? Quem treina as ASBs/TSBs? As auxiliares com mais tempo de casa treinam as novatas? O que está sendo repassado e realizado é verificado?

Esses questionamentos levam à reflexão: estamos fazendo da maneira correta? Como podemos aprimorar junto com a equipe? Como podemos estabelecer um padrão? O propósito deste capítulo não é apenas ensinar o que é biossegurança e sua implementação. É nosso dever relembrar o cuidado com o próximo, com você mesmo, sua família, sua equipe, seu paciente e seu protético. A rede de cuidados é grande.

Na faculdade ou nos cursos técnicos (ASB, TSB, TPD), esse tema é abordado nos primeiros semestres. Antes mesmo de aprender sobre restauração ou extração, aprende-se como evitar uma contaminação cruzada.

Entretanto, após as clínicas práticas da faculdade, chega a formatura e o profissional se vê formado, sem professores para avaliá-lo. Na correria do dia a dia, muitos detalhes podem ser negligenciados, principalmente se o trabalho for a duas mãos. Vamos mudar essa realidade.

Aprendendo sobre biossegurança

Conforme definição da Anvisa, a biossegurança abrange um conjunto de medidas destinadas à prevenção, redução ou eliminação de riscos associados às atividades profissionais, a fim de preservar a saúde humana, animal, o meio ambiente e a qualidade dos resultados.

O controle de infecção odontológica é definido por meio da utilização de recursos materiais e protocolos que incorporam as orientações e regulamentações de organismos internacionais competentes, como a Osha (*Occupation Safety and Health Administration*), a ADA (*American Dental Association*), o CDC (*Centers for Disease Control and Prevention*) e a Osap (*Organization for Safety and Asepsis Procedures*). No Brasil, esse controle é estabelecido pela Vigilância Sanitária, por meio de leis, resoluções e normas do Ministério da Saúde, e pode ser administrado tanto pela Vigilância Sanitária Estadual quanto Municipal[8].

Após a pandemia da Covid-19, a atenção voltou-se para a biossegurança, um tema que se insere na rotina desde os primeiros relatos da Síndrome da Imunodeficiência Adquirida (Aids), quando se iniciaram as discussões sobre a fragilidade e a possibilidade de transmissão de doenças em nível ocupacional. A importância da biossegurança tornou-se fundamental para reavaliar nossas práticas e evitar contaminações cruzadas. Ao abordar esse assunto, adotamos mecanismos de proteção que refletem nos diversos tipos de hepatites virais e outras doenças passíveis de transmissão no ambiente clínico.

Engana-se quem pensa que sua equipe e seus clientes não valorizam esse aspecto. Uma empresa deve, primeiramente, se preocupar com o bem-estar de seus colaboradores, para que estes, por sua vez, cuidem dos seus clientes. Assim, ao implementar mecanismos de proteção, as principais estratégias para a redução das infecções adquiridas no ambiente de trabalho são a prevenção da exposição a materiais biológicos potencialmente infecciosos e a proteção mediante a imunização.

A combinação de práticas padronizadas, mudanças na prática de trabalho, adoção de recursos tecnológicos e busca por educação contínua é a melhor alternativas para reduzir as exposições ocupacionais. Normas e procedimentos que facilitem a comunicação rápida, avaliação, aconselhamento, tratamento e acompanhamento dos acidentes

---

[8] **ABO. Manual de biossegurança**: prevenção de infecções em odontologia, 2. ed. São Paulo: ABO, 2018.

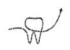

de trabalho com material biológico devem estar disponíveis para os profissionais de saúde, em conformidade com as exigências federais, estaduais e municipais.

Nesse contexto, uma rotina clara e objetiva é necessária e deve ser seguida por todos os profissionais envolvidos no atendimento em saúde, com o objetivo de manter a cadeia asséptica, reduzir a contaminação cruzada e minimizar os riscos de acidentes.

Como implementá-la no dia a dia

Para efetivar a implementação de uma rotina pautada na biossegurança, é crucial envolver toda a equipe, sem exceção. Não basta somente o dentista seguir rigorosamente o protocolo, se a barreira é quebrada na esterilização com as auxiliares/TSBs ou vice-versa.

O objetivo é ter uma equipe engajada, em que todos falam a mesma língua, os protocolos são seguidos e a prática clínica no dia a dia é leve.

A criação de protocolos que atendam a sua necessidade diária é de suma importância e deve estar orientada com base nos protocolos do CFO (Conselho Federal de Odontologia). Reuniões semanais e treinamento com a equipe servirão para nortear o caminho. A partir dos treinamentos, serão estabelecidos parâmetros para a exigência do cumprimento dos protocolos e também para o monitoramento dos indicadores de biossegurança.

A seguir, é apresentado o protocolo de biossegurança sugerido pelos autores. Este protocolo pode ser adaptado de acordo com as necessidades específicas da sua clínica. É importante lembrar: a simplicidade muitas vezes é o caminho mais eficaz para garantir a segurança e a eficácia das práticas.

Quadro 7 – Protocolo de segurança

Aspecto	Procedimentos
Cuidados com o paciente	Anamnese/triagem para identificar pacientes com doenças transmissíveis ou condições de risco.
	Incentivo à higiene bucal e lavagem das mãos antes e depois do atendimento.
	Utilização de barreiras de proteção como películas protetoras para equipamentos.
	Disponibilização de álcool em gel para uso do paciente e equipe.

Aspecto	Procedimentos
Limpeza das salas	Limpeza e desinfecção das superfícies entre os atendimentos.
	Uso de produtos desinfetantes aprovados pela Anvisa.
	Manutenção de sala organizada e livre de objetos desnecessários.
Cuidados com materiais e instrumentos	Uso de materiais e instrumentos descartáveis sempre que possível.
	Limpeza e desinfecção cuidadosa dos instrumentos reutilizáveis.
	Armazenamento adequado para evitar contaminação.
Esterilização	Esterilização de instrumentos críticos.
	Rotulagem dos pacotes esterilizados com data e indicador químico.
Cuidados com materiais esterilizados	Armazenamento em local limpo e seco.
	Verificação regular dos indicadores químicos para garantir a eficácia da esterilização.
Gestão de resíduos	Separação adequada dos resíduos conforme as normas de saúde.
	Uso de recipientes identificados para cada tipo de resíduo.
	Contratação de empresa especializada para descarte adequado.
Uso de EPIs pela equipe	Uso obrigatório de máscaras, óculos, aventais, luvas e gorros.
	Troca de EPIs entre cada atendimento e o descarte adequado.
Vacinação da equipe	Incentivo à vacinação.
Treinamento e capacitação	Treinamentos periódicos para toda a equipe para reforçar os procedimentos de biossegurança.
	Atualização da equipe sobre normas e diretrizes da Anvisa.
Controle de infecções	Plano para prevenir transmissão cruzada de patógenos.
	Desinfecção do ar, se necessário.

Aspecto	Procedimentos
Monitoramento e Atualização	Monitorar continuamente o cumprimento do plano de controle de infecções e avaliar sua eficácia.
	Atualizar o plano conforme necessário, incorporando novas informações e diretrizes de órgãos de saúde.

Fonte: elaborada pelos autores segundo referências [9] [10] [11] [12] [13]

Segurança do paciente

A segurança do paciente na Odontologia é uma preocupação fundamental para garantir que os pacientes recebam cuidados odontológicos de qualidade, minimizando riscos e evitando incidentes prejudiciais. Caso a segurança do paciente não seja seguida de forma rigorosa, diversas situações indesejáveis podem ocorrer, colocando em risco a saúde e bem-estar dos pacientes. Algumas das principais situações que podem acontecer incluem:[14] [15]

- Infecções Cruzadas: A falta de medidas adequadas de controle de infecções pode levar à transmissão cruzada de patógenos entre pacientes e profissionais, aumentando o risco de infecções, incluindo hepatite B e C, HIV e outras doenças infecciosas.

- Lesões e Traumas: A utilização inadequada de instrumentos, materiais e equipamentos pode causar lesões e traumas ao paciente, como cortes, abrasões ou queimaduras.

- Erros de Diagnóstico e Tratamento: A falha na realização de uma avaliação adequada, diagnóstico preciso ou tratamento correto pode levar a complicações desnecessárias e tratamentos ineficazes.

[9] CONSELHO FEDERAL DE ODONTOLOGIA. **Código de ética odontológica**. Brasília: CFO, 2023.

[10] BRASIL. Lei n.º 5.081, de 24 de agosto de 1966. Dispõe sobre a regulamentação do exercício da Odontologia e dá outras providências. **Diário Oficial da União**: Brasília, DF, 25 ago. 1966.

[11] BRASIL. Ministério da Saúde. Portaria n.º 2.659, de 28 de dezembro de 1998. Aprova as normas de funcionamento dos serviços de saúde e dá outras providências. **Diário Oficial da União**: Brasília, DF, 29 dez. 1998.

[12] CONSELHO FEDERAL DE ODONTOLOGIA. **Guia de biossegurança para clínicas odontológicas**. Brasília: CFO, 2014.

[13] BRASIL. Ministério da Saúde. **Manual de prevenção e controle de infecção em serviços de saúde**. Brasília: Ministério da Saúde, 2013.

[14] BRASIL. Ministério da Saúde. Agência Nacional de Vigilância Sanitária (Anvisa). **Segurança do paciente em serviços de saúde**: manual de boas práticas. Brasília: Ministério da Saúde, 2013.

[15] CONSELHO FEDERAL DE ODONTOLOGIA. Comissão de Biossegurança. **Manual de biossegurança**: Prevenção de Infecções em Odontologia. 2. ed. São Paulo: CFO, 2018.

- Reações Alérgicas: A utilização de materiais inadequados ou a falta de questionamento sobre alergias conhecidas pode levar a reações alérgicas nos pacientes.

- Complicações Anestésicas: A administração incorreta de anestesia ou falta de monitoramento durante o procedimento pode resultar em complicações, como reações alérgicas, problemas cardiovasculares ou neurológicos.

- Desconforto e Dor excessiva: A falta de cuidado e comunicação adequados durante os procedimentos pode causar desconforto e dor excessiva ao paciente.

- Falhas em Restaurações e Próteses: A má execução de restaurações, próteses e outros procedimentos pode levar a falhas prematuras, exigindo reparos ou retratamentos.

- Exposição à Radiação: O uso inadequado ou falta de proteção durante a realização de exames de imagem pode expor pacientes e profissionais a níveis excessivos de radiação.

- Complicações Pós-Operatórias: A falta de acompanhamento e orientações pós-operatórias pode resultar em complicações, como infecções ou cicatrização inadequada.

- Falta de Consentimento Informado: A ausência de consentimento informado pode levar a mal-entendidos e insatisfação do paciente em relação aos procedimentos realizados.

Em situações em que ocorram eventos adversos, é fundamental que o profissional adote uma abordagem transparente e ética, informando o paciente sobre o ocorrido, implementando medidas corretivas e, quando necessário, encaminhando o paciente para acompanhamento adequado ou especialista.

A segurança do paciente deve ser sempre a principal preocupação em qualquer ambiente de saúde. A adoção de práticas rigorosas de biossegurança e protocolos adequados é essencial para evitar tais problemas. A busca constante por educação continuada, o uso de diretrizes atualizadas e a adesão a padrões de segurança contribuem para uma prática odontológica mais segura e eficaz, minimizando potenciais riscos e melhorando a qualidade do atendimento ao paciente.

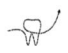

Desafio: entre na sua esterilização e note como os protocolos estão sendo seguidos. Avalie cuidadosamente os procedimentos de atendimento e a eficácia da limpeza da sala após cada procedimento realizado. Anote quais protocolos não estão sendo seguidos e o que fazer para incluí-los. Seja seu próprio auditor/fiscal das boas condições de trabalho e atendimento na clínica!

Indicadores De Biossegurança

Os indicadores de biossegurança na odontologia são fundamentais. Aqui, vamos utilizar medidas e critérios que avaliam o grau de segurança e efetividade das práticas adotadas na sua clínica.

Assim, conseguimos monitorar e garantir a implementação adequada de medidas de prevenção de infecções e a proteção tanto dos pacientes como da equipe.

Alguns dos principais indicadores de biossegurança na odontologia incluem:

Quadro 8 – Indicadores de biossegurança

Indicador	Descrição
Uso de Equipamentos de Proteção Individual (EPIs)	Monitoramento da adesão da equipe ao uso adequado de EPIs, incluindo máscaras, óculos de proteção, avental/jaleco, luvas e gorros, para proteção contra contaminações.
Esterilização de Instrumentos	Avaliação da eficácia do processo de esterilização de instrumentos e materiais, seguindo protocolos de embalagem, esterilização e armazenamento para evitar infecções.
Taxa de Acidentes com Material Biológico	Medição da frequência de acidentes com material biológico (agulhas, lâminas) envolvendo a equipe.
Uso de Barreiras de Proteção	Verificação do uso adequado de barreiras de proteção, para evitar contaminação de superfícies e equipamentos.
Controle de Resíduos de Saúde	Monitoramento do manuseio, segregação, armazenamento e descarte adequado dos resíduos gerados, seguindo normas de biossegurança.

Indicador	Descrição
Adequação das Instalações	Avaliação das instalações da clínica para verificar se atendem às normas de biossegurança, incluindo ventilação adequada, iluminação, limpeza e organização, para garantir a segurança dos pacientes.
Uso de Soluções Antissépticas	Verificação do uso correto de soluções antissépticas durante procedimentos clínicos, incluindo desinfecção de superfícies e assepsia das mãos, para prevenir infecções cruzadas.
Triagem e Anamnese	Monitoramento da realização adequada da triagem, obtendo uma anamnese completa para identificar fatores de risco e complicações potenciais nos pacientes.
Registro e Notificação de Incidentes	Acompanhamento da capacidade da clínica em registrar e notificar eventos adversos, acidentes ou complicações que ocorram durante o atendimento odontológico aos órgãos competentes.

Fonte: elaborada pelos autores segundo referências [16] [17] [18] [19] [20]

Esses indicadores auxiliam na identificação de pontos de melhoria nos procedimentos de biossegurança e ajudam a implementar ações corretivas para aprimorar a segurança do paciente e da equipe de saúde. O acompanhamento contínuo desses indicadores é essencial para garantir um ambiente odontológico seguro e livre de riscos.

Para colocar em prática

- Liste quais procedimentos são seguidos em sua clínica.

- Defina o colaborador responsável pelos treinamentos e avaliação dos indicadores.

---

[16] CONSELHO FEDERAL DE ODONTOLOGIA. **Código de ética odontológica**. Brasília: CFO, 2023.

[17] BRASIL. Lei n.º 5.081, de 24 de agosto de 1966. Dispõe sobre a regulamentação do exercício da Odontologia e dá outras providências. **Diário Oficial da União**: Brasília, DF, 25 ago. 1966.

[18] BRASIL. Ministério da Saúde. Portaria n.º 2.659, de 28 de dezembro de 1998. Aprova as normas de funcionamento dos serviços de saúde e dá outras providências. **Diário Oficial da União**: Brasília, DF, 29 dez. 1998.

[19] CONSELHO FEDERAL DE ODONTOLOGIA. **Guia de biossegurança para clínicas odontológicas**. Brasília: CFO, 2014.

[20] BRASIL. Ministério da Saúde. **Manual de prevenção e controle de infecção em serviços de saúde**. Brasília: Ministério da Saúde, 2013.

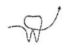

- Defina a periodicidade das reuniões e capacitações da equipe.

- Garanta que a equipe possa tomar iniciativas para melhorar a segurança, sugerindo melhoria nos processos.

- Lembre-se de que a implementação desses indicadores requer comprometimento da equipe, treinamento contínuo e supervisão rigorosa.

Considerações

Ao estabelecer protocolos e indicadores de biossegurança, você não só zelará pelo bem-estar da sua equipe, mas também pela sua própria segurança e a dos seus familiares. Colocar-se no lugar do próximo é demonstrar um desejo sincero pelo melhor para todos.

A definição de protocolos não apenas promove o engajamento da equipe, mas também simplifica a continuidade das operações. Lembre-se de que a sua atenção aos detalhes reflete diretamente na percepção do paciente. Esse cuidado e dedicação serão vistos.

Ao adotar medidas de biossegurança, você não apenas assegura a qualidade do atendimento, mas também constrói um ambiente de confiança e respeito mútuo. Cada ação tomada em direção à segurança tem um impacto profundo, fortalecendo laços e transmitindo a mensagem de que cada indivíduo é valorizado e protegido.

Capítulo 5

Mapeando e contratualizando processos

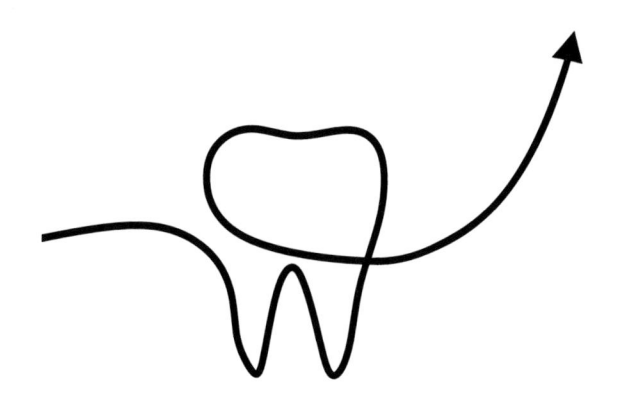

O que você vai aprender

- O que é gestão por processos e como implantar na sua clínica;
- Como realizar o mapeamento dos processos e atividades assistenciais, de apoio e administrativas;
- A importância de realizar contratos entre fornecedores e clientes internos na clínica;

Padronizar as atividades

As empresas em todo o mundo possuem diversos procedimentos que precisam ser realizados de forma contínua e padronizada para obter resultados similares, mesmo com a variabilidade natural dos processos. Nas clínicas odontológicas, não é diferente. Para obtermos bons resultados, é necessário compreender qual é a melhor forma de realizar cada atividade e definir esses métodos a serem seguidos pelas equipes.

Alguns líderes têm dificuldade em formalizar um passo a passo de suas atividades, pois acreditam que, ao desenhar seu fluxo, isso poderia "engessar" seu processo, evitando que se realize a melhoria no dia a dia. E é justamente o contrário. Precisamos desmistificar a ideia de que o controle de qualidade impede melhorias ou avanços. Na verdade, é só por meio do conhecimento do processo atual da clínica que podemos propor oportunidades de avanço para mudanças positivas.

Nesse sentido, dentro da perspectiva da Gestão da Qualidade, temos a Gestão *por* Processos, com uma visão focada em como podemos padronizar todos os processos conectados. Uma das definições de processo pode ser: "conjunto estruturado de atividades sequenciais que apresentam relação lógica entre si com a finalidade de atender e, preferencialmente, suplantar as necessidades e as expectativas dos clientes externos e internos [...]".[21]

Dessa forma, trabalhamos neste capítulo alguns insights sobre a gestão por processos e como podemos aplicá-la à sua clínica odontológica de modo a obter a padronização de cada procedimento empreendido, bem como as possibilidades de contratualização dessas relações para o alinhamento entre clientes e fornecedores internos (cada setor/departamento da clínica).

---

[21] OLIVEIRA, D. P. R. **Administração de processos**: conceitos – metodologia – práticas. São Paulo: Atlas, 2019, p. 9.

Esse é um conceito importante para compreendermos: não temos apenas clientes e fornecedores externos, que recebem nossos serviços ou entregam algum material necessário para funcionamento. Essas relações também acontecem internamente, por exemplo, a equipe de recepção cria uma agenda com horários específicos para os pacientes. Essa agenda é uma entrada importante para a realização do atendimento que o dentista executará ao paciente. Além disso, internamente, o setor financeiro faz os pagamentos dos dentistas e demais colaboradores da clínica conforme os salários pactuados e rendimentos obtidos, por exemplo.

Ou seja, cada setor/profissional da empresa é um fornecedor e, ao mesmo tempo, cliente de várias atividades. Por isso, é importante conhecer o papel de cada área e como elas contribuem umas com as outras para os resultados almejados. Uma das formas mais utilizadas nas instituições de diversos campos da sociedade em todo o mundo é o controle dos processos.

Uma das abordagens que podem ser utilizadas perpassam por três etapas principais: conhecer, gerenciar e melhorar[22]. Conhecer se refere à etapa crucial de diagnóstico da situação atual do processo, compreendendo como a equipe da clínica realiza seus processos. Durante essa atividade, devemos mapear/desenhar o fluxo das atividades e podemos fazer inicialmente da forma como está – sem ajustes, para termos um histórico das melhorias; e, na sequência, já empreender um mapeamento com os ajustes necessários, adequando possíveis gargalos e situações de desconexão dos processos.

Depois de realizarmos um mapeamento adequado das atividades, devemos gerenciar os processos por meio da contratualização da entrega dos produtos/serviços entre os setores, ou seja, formalizar os acordos entre ambos. Com isso, pactuar os requisitos de qualidade, que perpassam pela definição de escopo (critérios, foco, objetivo), prazo, formato etc. A partir dessa estratégia, buscamos obter um maior alinhamento entre o que está planejado para ser entregue entre os setores e para os próprios pacientes, e o que de fato é entregue.

E é justamente nesse momento que podemos ir para a terceira etapa. Ao verificarmos as desconexões ou falhas na entrega dos processos, por meio da percepção dos clientes ou em análises constantes dessas ativida-

---

[22] PRESTES, A; CIRINO, J.A.F. Introdução: Excelência na gestão de projetos, pessoas e processos no âmbito hospitalar. *In*: PRESTES, A; CIRINO, J.A.F; OLIVEIRA, R; SOUSA, V. **Manual do gestor hospitalar**. Brasília: Federação Brasileira de Hospitais, 2019.

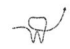

des, podemos propor melhorias. Só temos clareza para realizar mudanças positivas quando sabemos exatamente o que deveríamos fazer e o que de fato está sendo realizado.

Agora, vamos aprender como colocar isso em prática para fortalecer a gestão da sua clínica por meio da padronização e monitoramento dos processos.

Mapear e contratualizar processos

Nas clínicas odontológicas podemos dividir os processos em pelo menos três categorias – assistenciais, administrativos e de apoio[23] –, o que pode auxiliar no seu diagnóstico de quais são os processos mais críticos ou essenciais que devem ser mapeados.

- Processos assistenciais: são as atividades que têm impacto direto no atendimento clínico do paciente. Podemos compreendê-los como os processos que geram valor direto aos clientes. Exemplo: exames clínicos, diagnóstico, planejamento do tratamento, procedimentos odontológicos (restaurações, extrações, ortodontia, limpeza...), acompanhamento do paciente pós-tratamento e registro de histórico clínico do paciente nos prontuários.

- Processos de apoio: são atividades que dão sustentação para a realização das atividades assistenciais, contribuindo principalmente para a qualidade e segurança dos procedimentos. Exemplo: esterilização, higienização e gestão de resíduos biológicos.

- Processos administrativos: são atividades gerenciais e de escritório da clínica que contribuem para o andamento e sustentabilidade da empresa. Exemplo: agendamento de consultas, gerenciamento dos prontuários, faturamento, cobrança, gestão de estoque de materiais, treinamentos da equipe, recursos humanos; recepção; marketing; financeiro;

Dentre as diversas possibilidades de mapeamento de processos, escolhemos apresentar uma metodologia simplificada que pode auxiliar para o levantamento inicial das atividades da clínica odontológica: o

---

23 AFONSO, T.C. Conectando e gerenciando os processos. *In*: CIRINO, J.A.F; PRESTES, A; LOLATO, G. **Estratégias para a Acreditação dos Serviços de Saúde**. Curitiba: Appris, 2021.

Sipoc - *Supplier* (Fornecedor), *Input* (Entrada), *Process* (Processo), *Output* (Saída) e *Customer* (Cliente). Vejamos o que podemos entender em cada parte da metodologia:

- S – Fornecedor: Todos os processos realizados na clínica recebem entradas/insumos advindas de algum outro departamento/setor, oportunizando a continuidade da atividade iniciada anteriormente. Então, nesta parte, listamos quais são os setores que participam dessa atividade, entregando algo que será processado pela nova área. Exemplo: recepção; departamento de marketing; departamento financeiro;

- I – Entrada/Insumo: As entradas/insumos são justamente as informações, materiais e até os próprios pacientes que são entregues pelos fornecedores para a realização desse processo. Exemplo: agenda com pacientes marcados; prontuários e registros dos pacientes, materiais utilizados nos procedimentos (radiografias, resinas, anestesia).

- P – Processo: Essa é a parte principal do mapeamento do processo, é onde desenhamos, em formato de ordenação das macroatividades ou no formato de fluxograma, o passo a passo para o processamento desses insumos/entradas que vão gerar as saídas/produtos. Exemplo de um processo de captação de novos pacientes pelas redes sociais: verificar pessoas que se cadastraram no anúncio; entrar em contato pelo formato escolhido pelo paciente; apresentar serviços realizados; agendar avaliação; entrar em contato para confirmar; realizar avaliação etc. Ou seja, descrição das etapas sequenciadas desse processo;

- O – Saída/Produto: Para cada parte desse processo empreendido, quais serão as saídas/produtos delas? Essa é a etapa para descrever os resultados esperados dos procedimentos realizados, que também podem ser informações, outro momento/estado de saúde do paciente, dentre outras possibilidades. Exemplo: pacientes tratados com sucesso e finalizados; próteses dentarias entregues aos pacientes, radiografias documentadas. Agenda de pacientes;

- C – Cliente: Quem ou quais setores vão receber os resultados desse processo? É aqui que compreendemos as partes interessadas no que estamos produzindo, que vão utilizar as saídas para si mesmos ou para a elaboração de novos processos. Exemplo: O paciente;

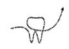

Nesse sentido, o mapeamento pode ser realizado utilizando uma tabela simplificada, da seguinte forma:

Quadro 9 – *Template* de Sipoc

Processo: [Título do processo]				
Fornecedores	Entradas	Processo	Produtos	Clientes

Fonte: elaborado pelos autores do capítulo com base no uso habitual da ferramenta

Para melhor compreensão do mapeamento de processo, demonstramos a seguir um exemplo de preenchimento de uma das atividades realizadas em uma clínica odontológica:

Quadro 10 – Exemplo de SIPOC para Clínica Odontológica

Processo: Procedimento clínico odontológico				
Fornecedores	Entradas	Processo	Produtos	Clientes
Recepção	Recebimento do procedimento Documentação do paciente	Admissão do paciente Preparação do consultório Consulta inicial para avaliação Discussão do plano de tratamento Realização do tratamento	Paciente tratado com sucesso. Documentação preenchida	Paciente Recepção

Fonte: elaborado pelos autores do capítulo

Para um adequado mapeamento dos processos, podemos nos valer de algumas técnicas, como:

- Entrevistas: envolve conversar com as pessoas que realizam as atividades, a fim de compreender o passo a passo do que é feito no processo ou identificar melhorias.

- Observação: visualização prática dos procedimentos, que, diferentemente do discurso do que é certo, traz ainda maior realidade sobre a execução;

- Documentação: é importante verificar se já existem procedimentos descritos para entender o ponto de partida sobre o qual faremos o mapa desse processo;

Além disso, podemos considerar a realização de workshops, consultorias e outras estratégias que proporcionem um esforço coletivo e cooperativo de diagnóstico do processo.

Após o mapeamento dos processos, precisamos estruturar os acordos entre os serviços ofertados entre clientes e fornecedores internos. Os contratos de interação de processos da clínica servirão para acompanhar se os requisitos de qualidade estão sendo atendidos, possibilitando a identificação de possíveis rupturas nas relações internas da equipe assistencial, administrativa e de apoio.

Os requisitos de qualidade dos contratos de interação precisam contemplar, minimamente[24]:

- Escopo: o que é essa saída/produto? Quais detalhes são importantes de serem pactuados? O objetivo, critérios e foco principal dessa entrega?

- Prazo: qual o tempo para a entrega dessa saída/produto? Qual a periodicidade?

- Formato: existe algum formato específico a ser explicado? Se for informação, se é via e-mail, sistema, mensagem; se for um insumo odontológico, detalhar especificações?

Ao descrevermos esses requisitos de qualidade para cada produto/saída mencionado no mapeamento do processo em que atuamos, poderemos organizar de forma mais adequada a relação com os clientes que vão receber essa entrega. Também devemos alinhar os insumos/entradas do nosso processo em contrato, que em tese são, ao mesmo tempo, saída/produto de outro processo. Então, se todos os processos mapeados fizerem os contratos de seus próprios produtos, teremos contratualização de todas as áreas da clínica.

---

[24] CIRINO, J.A.F. Gestão por processos. *In*: CIRINO, J.A.F; OLIVEIRA, R; SOUSA, V. **Manual do Gestor Hospitalar**. Brasília: Federação Brasileira de Hospitais, 2021.

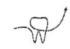

Como sugestão, podemos usar esse *template* para contratualização dos processos:

Quadro 11 – *Template* de contrato de interação de processos

Contrato de interação de processos		
Processo		
Fornecedor		
Produto/Saída		
Requisitos de qualidade	Escopo	
	Prazo	
	Formato	
Cliente		

Fonte: elaborado pelos autores do capítulo com base no uso habitual da ferramenta

Para contribuir com a melhor compreensão do uso da ferramenta, sugerimos um exemplo de um produto/saída comum na clínica odontológica para fortalecer seu aprendizado:

Quadro 12 – Exemplo de contrato de interação de processos

Contrato de interação de processos		
Processo	Agendamento de consultas	
Fornecedor	Recepção/Equipe de atendimento	
Produto/Saída	Agendamento de consultas	
Requisitos de qualidade	Escopo	Horários disponíveis para agendamento
		Critérios para priorização das consultas de emergência
		Informações mínimas para registrar um agendamento

Contrato de interação de processos		
Requisitos de qualidade	**Prazo**	Consultas agendadas no prazo máximo de 1 hora após a solicitação pelo paciente
	Formato	Sistema de agendamento
Cliente	Dentista	

Fonte: elaborado pelos autores do capítulo

Com base nesses modelos, torna-se possível mapear seu processo e construir a contratualização deles entre as áreas envolvidas. Essa construção pode se tornar um contrato simbólico em documento, para tanto, sugerimos que se realize um momento formal com os líderes e profissionais dos setores para a assinatura desses acordos de qualidade na entrega das nossas atividades uns para os outros.

Depois desse material pronto, podemos manter o mapa do processo exposto ou disponível em cada setor, assim como tornar o acesso aos contratos algo fácil e rápido para consulta no dia a dia. O foco é que esse acompanhamento possibilite a visualização de possíveis situações de desconexão entre os processos. E é aqui que mora o grande diferencial de trabalhar com a gestão por processos. Como nós padronizamos o que deveria ser cada atividade, sabemos quando algo estiver desviando do resultado almejado.

Existem algumas formas possíveis para acompanhamento dos processos que podem auxiliar na revisão contínua dos processos:

- Auditoria interna: uma gestão por processos efetiva é fortalecida por um acompanhamento contínuo utilizando a estratégia da auditoria interna. Além de variadas frentes de verificação de resultados, como questões de conformidade e gestão de riscos, a auditoria interna traz inúmeros benefícios para o monitoramento dos processos, visto que, por meio do olhar dos outros departamentos/setores, podemos receber sugestões e análises de melhoria das atividades atualmente realizadas.

- Formulário de quebras de contrato: podemos também instituir um formulário em que os profissionais possam formalizar as possíveis situações de quebra de contrato entre os processos,

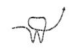

demonstrando em que pontos estão os gargalos e desconexões a serem aperfeiçoadas. Para que se tenha efetividade nessa ação, é essencial fortalecer a segurança psicológica e cultura justa para que todos compreendam que não é um local de falar mal do processo alheio e sim para a busca da melhoria para todos na clínica;

- Checklists: os próprios líderes e profissionais da clínica odontológica também podem acompanhar suas atividades sendo auditores do dia a dia, por meio de uma lista para checagem do que é o correto e como deve ser feito a cada dia, bem como os possíveis prazos a serem cumpridos. Dessa forma temos um acompanhamento contínuo dos processos;

- Indicadores: os checklists auxiliam, inclusive, na criação de indicadores que possibilitem acompanhar os resultados dos processos, o que também vai impactar na realização de uma análise crítica dos resultados para influenciar na tomada de decisão de ações que gerem mudanças positivas;

- Painéis/*dashboards*: os resultados dos checklists, indicadores, formulários de quebras de contrato e também da auditoria interna podem ser apresentados em painéis/*dashboards* gerados por sistema, planilha ou até um mural físico com atualização constante. O mais importante aqui é oportunizar uma gestão à vista e o andamento de melhorias estruturadas pela clínica odontológica;

O acompanhamento dessas práticas proporcionará um olhar ímpar para líderes/profissionais de cada processo, com foco em saber o que temos que fazer e como podemos melhorar esses resultados sempre.

Gerenciar processos para a melhoria contínua

Uma das melhores estratégias para o gerenciamento de uma clínica odontológica com excelência é a gestão por processos com revisão cíclica para a melhoria contínua. Por isso, neste capítulo, destacamos que a padronização de atividades é crucial para alcançar resultados consistentes, mesmo diante da variabilidade natural dos processos.

Além disso, reforçamos o equívoco de acreditar que o controle de qualidade impede melhorias, enfatizando que o conhecimento dos processos é a base para propor avanços positivos.

Fortalecemos o conceito de Gestão por Processos, que busca uma abordagem sistêmica e integrada, em contraste com o gerenciamento isolado por áreas e a metodologia Sipoc (*Supplier, Input, Process, Output, Customer*) como uma forma de mapear e contratualizar os processos em clínicas odontológicas. Explicitamos os três tipos de processos que podemos catalogar na clínica: assistenciais, administrativos e de apoio. E também como podemos usar o Sipoc e os de contratos de interação de processos para garantir a entrega de qualidade entre áreas internas.

Por fim, abordamos a importância da auditoria interna, formulários de quebras de contrato, checklists, indicadores e painéis/*dashboards* como meios de acompanhamento e monitoramento dos processos. A implementação dessas práticas proporciona uma compreensão clara das atividades e promove melhorias consistentes nos resultados da clínica odontológica.

A melhoria contínua é uma construção coletiva e deve ser apregoada constantemente para a compreensão de que um atendimento odontológico de qualidade e seguro para os pacientes e profissionais, depende de um esforço de todos nós para processos bem gerenciados.

Capítulo 6

Transformando dados em ação

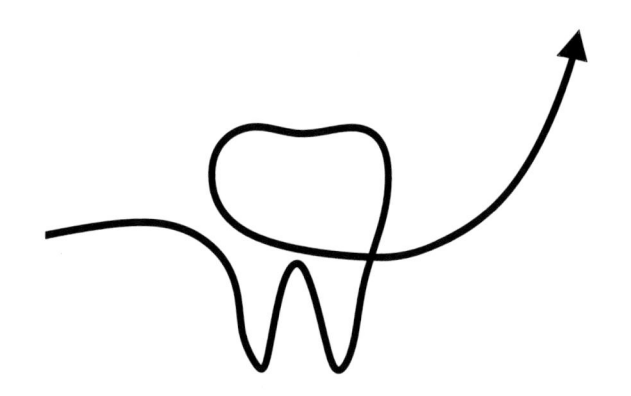

O que você vai aprender

- Porque a gestão por resultados é importante.
- Indicadores mais relevantes a serem medidos e como eles podem ser mensurados de forma eficaz.
- Agora que possuo os números, quais ações posso tomar para melhorar o desempenho da minha clínica?
- Como a implementação da gestão por resultados pode impulsionar o crescimento e a eficiência da sua clínica?

Como Medir o Sucesso?

Neste livro, você está se familiarizando com termos que possivelmente nunca encontrou antes, e agora é o momento de incorporá-los à sua prática de gestão. Temos certeza de que você já aplica esses conceitos na sua empresa, seja de maneira empírica ou com o auxílio de um gestor.

Neste capítulo, vamos aprofundar no tema da gestão por resultados de forma simples e prática. Aqui, vamos apresentar uma série de indicadores relacionados a uma clínica odontológica. Esses dados o auxiliarão para o gerenciamento eficiente do negócio.

Alguns desses indicadores podem ser úteis para você, outros talvez não se apliquem no momento, mas você poderá recuperá-los no futuro. Aproveite aqueles que se enquadram na situação atual, mas não deixe de explorá-los. Ter esses recursos à disposição e saber da existência desses indicadores são pontos fundamentais para uma gestão focada em resultados.

Desenvolvendo um Modelo de Gestão por Resultados para Clínicas

Existem várias abordagens que podem ser seguidas para o planejamento estratégico. Como líder, você deve estudá-las para compreender como é possível aprimorar a gestão da sua empresa. Afinal, a forma como um negócio escolhe guiar sua administração também determina como ele alcançará resultados e definirá suas prioridades ao longo do tempo.

A melhor maneira de assegurar uma gestão estratégica na sua empresa é avaliar periodicamente seus resultados. Para tal objetivo, os indicadores são fundamentais. Desta forma, você poderá fazer escolhas mais estratégicas e menos fundamentadas em suposições. Por exemplo, quantos pacientes novos são atendidos por mês? Por qual meio eles aparecem? Indicações? Quando é o momento de ajustar o valor das consultas e procedimentos? Qual tratamento é mais rentável? Qual o nível de contentamento dos seus pacientes? E qual é a sua taxa de retenção? Qual a sua taxa de inadimplência? Você está tendo lucro?

Trabalhar com gestão de resultados em uma clínica envolve alcançar metas e objetivos específicos, mensuráveis e orientados para resultados. Com a definição de metas claras, monitoramento constante do desempenho por meio de indicadores-chave de desempenho (KPIs) e a tomada de decisões com base em dados, conseguimos melhorar continuamente os resultados e a eficiência da clínica como um todo.

Vamos abordar as principais características e como utilizar esses indicadores:

1. Definição de Metas e Objetivos Claros:

Qual a meta e objetivo da sua empresa? Esse objetivo deve ser claro e mensurável. Por exemplo, pode-se definir metas de crescimento de receita, aumento na taxa de ocupação de cadeira, melhoria na satisfação do paciente, entre outros.

Suponha que você busca definir como meta o crescimento de receita. Seu objetivo é um faturamento líquido de 100 mil reais no prazo de doze meses. Com o objetivo em mente, sua equipe sabe em qual direção seguir. Além disso, você consegue avaliar o progresso ao longo do tempo e determinar se as estratégias adotadas estão funcionando. Mas quais estratégias são essas?

No exemplo dado, podemos considerar aumentar a captação de novos clientes, aumentar a retenção desses clientes, otimizar os processos, gerir o tempo de forma mais eficiente e oferecer outros serviços, por exemplo.

2. Identificação de Indicadores-Chave de Desempenho (KPIs):

Após definir a meta, precisamos de um sistema de monitoramento constante para acompanhar o progresso. Os indicadores-chave de desempenho são métricas específicas que estão diretamente relacionadas aos objetivos da clínica.

Os indicadores ajudam a tomar decisões informadas, identificar áreas que precisam de melhoria e garantir que você está alcançando seus objetivos. Ao pensar no faturamento líquido de 100 mil reais em doze

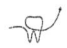

meses, os KPIs seriam, por exemplo: taxa de novos pacientes, taxa de retenção de pacientes, taxa de conversão de consultas em tratamentos, receita por paciente, taxa de indicação de novos pacientes, entre outros.

3. Coleta e Análise de Dados:

De nada adianta ter objetivos e indicadores sem que dados sejam coletados. É fundamental coletar dados relevantes de forma consistente. Isso pode ser feito por meio de sistemas de gerenciamento de clínicas, planilhas ou software de análise de dados, como Microsoft Excel, Google Sheets, Tableau, Power BI, entre outras.

4. Tomada de Decisões Baseada em Dados:

Com os dados e KPIs, o gestor consegue tomar decisões informadas e implementar ações específicas para melhorar o desempenho. Por exemplo, se a taxa de satisfação do paciente estiver abaixo do desejado, pode ser necessário melhorar o atendimento ao cliente ou reduzir o tempo na sala de espera.

5. Monitoramento Contínuo:

Lembre-se, a gestão por resultados é um processo contínuo. Continue monitorando regularmente os KPIs para garantir que as ações de melhoria tenham o impacto desejado e faça ajustes conforme necessário.

6. Comunicação e Engajamento da Equipe:

Uma equipe engajada é fundamental para o sucesso da gestão por resultados. Envolva toda a equipe, estabelecendo metas individuais e coletivas, e incentivando o comprometimento de todos. Realizar reuniões regulares para avaliar o progresso e ajustar estratégias conforme necessário também é fundamental. E, claro, recompensar a equipe. A recompensa pelo atingimento de metas pode acontecer por meio de comissões por vendas, bônus, participação nos lucros ou até campanhas de incentivos para os colaboradores.

7. Feedback dos Pacientes:

E, claro, os pacientes também são parte fundamental desse processo. Solicite feedback regularmente para avaliar a qualidade do atendimento e identificar áreas de aprimoramento. Por exemplo, coloque uma caixinha com a seguinte pergunta: o que faria você trocar nossa clínica por outra clínica? Assim, você entende o que é importante para o seu cliente, como por exemplo, atrasos no atendimento e constantes remarcações o fariam trocar de clínica.

Como descobrir os indicadores para o seu negócio?

Reflita sobre o seu momento atual como gestor e líder. Identifique suas maiores dificuldades e quais metas deseja alcançar. Escute seus colaboradores de diversas áreas, eles ajudam a validar o processo. São diversos os indicadores que podem e devem ser acompanhados, tais como produtividade, qualidade, rentabilidade, despesas, entre outros.

É relevante ressaltar que os indicadores, como o próprio nome indica, simplesmente mostram dados, em alguns casos, as próprias "dores" da clínica. Apenas estar ciente desses indicadores não resultará em melhorias efetivas para sua clínica. É essencial avaliar o significado por trás desses índices e compreender quais medidas podem ser adotadas para influenciar o resultado geral. Com o auxílio dessas ferramentas, sua equipe também acompanha os resultados.

A título de exemplo, se a taxa de agendamento e retorno dos pacientes em sua clínica estiver baixa, é imprescindível investigar o que esse dado indica. Diversos fatores podem estar na raiz do problema, como a precificação acima do valor de mercado, a insatisfação com o serviço ou a escassez de opções de pagamento, entre outros. Compreender as causas é importante para a tomada da decisão apropriada e reversão da situação, efetivamente impulsionando a transformação em sua gestão.

Neste ponto, vamos apresentar uma série de indicadores. Escolha os mais pertinentes para a sua situação atual, de modo a adotar decisões mais assertivas, e faça a implantação passo a passo.

Indicadores-Chave de Desempenho (KPIs):

O que é: são medidas específicas usadas para avaliar o sucesso ou o desempenho de uma atividade, processo, empresa ou qualquer outro aspecto de uma organização. Os KPIs ajudam as organizações a acompanharem e entenderem o desempenho, identificar áreas que precisam de melhoria e tomar decisões informadas com base em dados mensuráveis[25].

[25] ASSOCIAÇÃO BRASILEIRA DE NORMAS TÉCNICAS. ABNT NBR ISO 9001:2015: **Sistemas de gestão da qualidade** - Requisitos. Rio de Janeiro: ABNT, 2015.

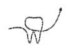

- Agendamentos/cancelamentos

O acompanhamento de agendamentos e cancelamentos desempenha um papel importante na análise dos serviços prestados. Esse indicador contribui para a avaliação da eficiência operacional e da satisfação dos pacientes em relação à sua clínica, permitindo assim, que o gestor monitore os padrões de atendimento.

Ao analisar esse cenário, é possível explorar maneiras de reduzir tanto a taxa de cancelamentos quanto a de pacientes que confirmam a consulta, mas não comparecem. Outras informações valiosas incluem a análise do tempo médio de agendamento, a identificação dos horários mais requisitados, bem como a compreensão das razões que levam os pacientes a cancelar e reagendar. Conhecendo esses dados, o gestor consegue manter a organização da agenda em dia.

Quadro 13 – KPI agendamento e cancelamento consultas

Indicador: Agendamentos/cancelamentos	
Objetivo	Avaliar eficiência operacional e da satisfação dos pacientes
Fórmula	Taxa de faltas = (Nº faltas totais dentro do período analisado / Nº atendimentos marcados no mesmo período) x 100
Exemplo	Mês: 04 Agendamentos: 200 agendamentos Faltas: 80 faltas Taxa de faltas: (80/200) x 100 = 40%
Interpretação	A taxa é de 40%, ou seja, a cada dez agendamentos, quatro pessoas não compareceram. É uma taxa alta e que merece atenção para reduzir o problema.

Fonte: elaborado pelos autores do capítulo

- Novos pacientes

Avaliar o seu índice de captação de novos clientes é essencial. Para isso, é necessário determinar o período de análise, que pode ser mensal, trimestral, semestral ou anual, e calcular o número de novos pacientes nesse período. A definição de critérios é importante para identificar um novo paciente, geralmente considerado como aquele que realiza sua primeira consulta na clínica durante o período em análise.

Esse indicador é fundamental para orientar no planejamento de novas estratégias de atendimento e marketing. Além disso, oferece um valioso insight sobre a fidelização de clientes, pois permite avaliar quantos dos chamados "novos clientes" permanecem e se tornam clientes regulares.

Quadro 14 – KPI captação de novos pacientes

Indicador: Novos pacientes	
Objetivo	Avaliar o índice de captação de novos pacientes
Fórmula	Número novos pacientes = Total de Pacientes no Final do Período - Total de Pacientes no Início do Período O índice será calculado: Novos pacientes / Total de dias úteis de funcionamento da clínica
Exemplo	Pacientes registrados dia 01 mês de janeiro: 860 pacientes Pacientes registrados dia 31 mês de janeiro: 940 pacientes Número novos pacientes = 940 - 860 = 80 novos pacientes
Interpretação	Considerando que a clínica funcionou nos 21 dias úteis, temos um índice de 3,8 novos pacientes por dia.

Fonte: elaborado pelos autores do capítulo

- Taxa de Retenção e fidelização de Clientes

Essa métrica permite que você avalie o quão bem a sua clínica está mantendo os clientes existentes e, portanto, mede indiretamente a fidelização de clientes. Além disso, a análise desse indicador, auxilia no cálculo do tempo médio de retorno.

Para calcular essa métrica, é necessário ter o número de pacientes ativos no final do ano, o número de novos pacientes durante o ano e o número de pacientes ativos no início do ano.

O critério para considerar um paciente ativo varia de clínica para clínica. Você pode considerar ativo aquele paciente que esteve na clínica durante um período específico ou se ele fez algum tratamento.

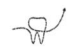

Quadro 15 – Taxa de Retenção e fidelização de clientes

Indicador: Taxa de Retenção e fidelização de Clientes	
Objetivo	Avaliar fidelização dos pacientes, ou seja, quão bem a sua clínica está mantendo os clientes existentes.
Fórmula	Taxa de Retenção de Clientes = ((Nº de Clientes no Final do Período - Nº de Novos Clientes Adquiridos Durante o Período) / Nº de Clientes no Início do Período)) x 100
Exemplo	Janeiro 2023: 800 clientes ativos Durante o ano: + 200 clientes Dezembro 2023: 950 clientes ativos Taxa de Retenção de Clientes = ((950 - 200) / 800) x 100 Taxa de Retenção de Clientes = 93,75%
Interpretação	A clínica conseguiu reter 93,75% dos clientes que já estavam ativos no início do ano. Isso é um sinal positivo de fidelização, indicando que a maioria dos clientes continuam escolhendo sua clínica para tratamentos.

Fonte: elaborada pelos autores do capítulo

- Tempo na sala de espera

Esse indicador ajuda a medir o tempo que os pacientes passam na sala de espera antes de serem atendidos. Avaliar o tempo de espera do paciente na sua recepção demonstra a atuação dos profissionais, a organização dos agendamentos e a maneira como a empresa é vista pelo cliente.

Um dos tópicos mais importantes de avaliação, quando se deseja melhorar o atendimento, é o tempo de espera pelo paciente. Você pode individualizar por áreas (ortodontia, endodontia...) ou por profissionais, por exemplo.

Quadro 16 – KPI tempo na sala de espera

Indicador: Tempo na sala de espera	
Objetivo	Avaliar o tempo de espera do paciente em sua clínica
Fórmula	Tempo Médio de Espera = Tempo Total de Espera de todos os pacientes atendidos durante um período específico/ Número Total de Pacientes Atendidos no mesmo período

Indicador: Tempo na sala de espera	
Exemplo	Tempo de espera do endodontista. Total pacientes atendidos no dia: 6 pacientes Soma da espera dos 6 pacientes: 1 hora e 32 minutos (92 minutos) Tempo médio de espera = 92 / 6 Tempo médio de espera = 15,3 minutos
Interpretação	O seu endodontista está com uma espera de quinze minutos, o que é aceitável para especialidade. Caso seu profissional esteja com tempo de espera superior a trinta minutos, é indicado averiguar o motivo da espera (que pode ser tanto pelo profissional ou pela desorganização da agenda, por exemplo). Essa é uma análise que também merece ser feita pontualmente sobre cada paciente, pois em determinados horários pode ser que o tempo de espera seja de sessenta minutos e nos demais cinco minutos, o que pode "mascarar" esse resultado e perder a oportunidade de recuperar esse cliente que talvez esteja insatisfeito com o tempo de espera.

Fonte: elaborada pelos autores do capítulo

- Taxa de ocupação de cadeira

Você já analisou o tempo ocioso da sua clínica? Essa métrica revela a porcentagem do tempo em que seu consultório não está em atendimento. Ao examinar esse indicador, é possível avaliar a duração em que cada cadeira permanece desocupada e os custos associados a essa inatividade.

Quadro 17 – Taxa de ocupação de cadeira

Indicador: Taxa de ocupação de cadeira	
Objetivo	Avaliar o tempo ocioso e a porcentagem do tempo em que seu consultório está ocupado com atendimentos.
Fórmula	Taxa de Ocupação de Cadeira (%) = (Tempo Total de Atendimento dos Pacientes / Tempo Total Disponível das Cadeiras) x 100

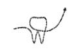

Indicador: Taxa de ocupação de cadeira	
Exemplo	Período analisado: 40 horas da semana Tempo total de atendimento dos pacientes (tempo que os pacientes estão de fato na cadeira odontológica): 30 horas. O tempo total disponível das cadeiras: 5 cadeiras disponíveis x 40 horas = 200 horas. Taxa de Ocupação de Cadeira (%) = (30 horas / 200 horas) x 100 = 15%
Interpretação	Nesse exemplo, a taxa de ocupação de cadeira é de 15%. Ou seja, durante essa semana específica, as cadeiras odontológicas foram utilizadas apenas 15% do tempo total disponível. Assim, avalia-se que há espaço para melhorar a eficiência, otimizando o agendamento de pacientes ou aumentando as consultas. E caso a taxa esteja muito alta, pode ser necessário considerar a contratação de mais dentistas ou expandir a capacidade da clínica.

Fonte: elaborado pelos autores do capítulo

Para compreender o impacto financeiro desse período inativo, é necessário calcular o custo da sua hora clínica e realizar uma comparação.

Suponha que a sua hora clínica seja de 200,00 reais. No exemplo dado, a clínica não está aproveitando o tempo total disponível, ou seja, a receita perdida é equivalente ao tempo ocioso multiplicado pelo valor da hora clínica.

Tempo total disponível por semana: 40 horas/semana

Tempo ocupado por semana: 15% de 40 horas = 0.15 x 40 = 6 horas

Tempo ocioso por semana: 40 horas - 6 horas = 34 horas

Prejuízo por semana: 34 horas x R$ 200,00/hora = R$ 6.800,00

Portanto, o prejuízo por semana devido à baixa taxa de ocupação das cadeiras na clínica é de R$6.800,00. Este é o valor estimado que a clínica está deixando de faturar a cada semana devido ao tempo ocioso das cadeiras.

Possuir dados como esse e entender seu impacto financeiro é essencial para o sucesso e sustentabilidade da sua clínica.

- Efetividade

Esse indicador mede a eficácia e precisão dos tratamentos odontológicos realizados, ou seja, qual o percentual de tratamentos concluídos conforme o tempo e custo planejados. Com esse dado, avalia-se a qualidade dos serviços prestados e a satisfação dos pacientes.

Para o cálculo, primeiro, é importante definir os critérios que serão usados para avaliar a efetividade dos tratamentos. Isso pode incluir:

Avaliação do resultado clínico: determine se a queixa inicial do paciente foi resolvida com sucesso após o tratamento.

Retrabalhos: verifique se os pacientes que receberam tratamento estão refazendo os procedimentos executados em um curto período após o tratamento.

Feedback do paciente: peça o feedback dos pacientes para avaliar a satisfação com o tratamento e se suas expectativas foram atendidas.

Reúna dados relevantes sobre os tratamentos realizados, incluindo informações sobre o resultado clínico, casos de retrabalho e feedback dos pacientes.

Quadro 18 – KPI Efetividade

Indicador: Efetividade	
Objetivo	Avaliar a eficácia e precisão dos tratamentos odontológicos realizados, ou seja, qual o percentual de tratamentos concluídos conforme o tempo e custo planejados.
Fórmula	Índice de Efetividade (%) = (Número de Tratamentos Bem-Sucedidos / Número Total de Tratamentos Realizados) x 100
Exemplo	Tratamentos realizados: 50 tratamentos/mês Tratamentos bem-sucedidos: 45 tratamentos Índice de Efetividade (%) = (45 / 50) x 100 Índice de Efetividade (%) = (0,9) x 100 Índice de Efetividade (%) = 90%

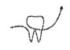

Indicador: Efetividade	
Interpretação	Neste exemplo, o índice de efetividade dos tratamentos é de 90%. Isso significa que 90% dos tratamentos realizados durante o mês foram bem-sucedidos e alcançaram os resultados desejados, de acordo com os critérios estabelecidos pela clínica. Agora, se o índice de efetividade estiver baixo (por exemplo, abaixo de 80%) pode indicar a necessidade de revisar os procedimentos, aprimorar a formação da equipe ou adotar abordagens mais precisas nos tratamentos.

Fonte: elaborado pelos autores do capítulo

- Taxa de desistência

A taxa de desistência é um indicador importante para medir a quantidade de pacientes que iniciaram um tratamento ou procedimento, mas não o concluíram. Esse dado ajuda a identificar áreas em que a clínica pode melhorar para aumentar a retenção de pacientes e garantir que os tratamentos sejam concluídos com sucesso.

Para o cálculo, defina claramente o que será considerado como "desistência" em sua clínica. Por exemplo, você pode considerar que um paciente desistiu de um tratamento se ele não compareceu a um determinado número de consultas agendadas ou se não retomou o tratamento após um período específico de ausência.

Registre informações sobre os pacientes que iniciaram tratamentos, incluindo datas de início, consultas agendadas e datas de ausência.

Quadro 19 – Taxa de desistência

Indicador: Taxa de desistência	
Objetivo	Avaliar a taxa de desistência dos pacientes, ou seja, a quantidade de pacientes que iniciaram um tratamento ou procedimento, mas não o concluíram.
Fórmula	Taxa de Desistência (%) = (Número de Pacientes que Desistiram do Tratamento / Número Total de Pacientes Iniciantes no Tratamento) x 100

Indicador: Taxa de desistência	
Exemplo	Mês: Fevereiro Pacientes que iniciaram tratamento: 80 pacientes Pacientes que não concluíram seus tratamentos conforme planejado: 15 pacientes Taxa de Desistência (%) = (15 / 80) x 100 = 18,75%
Interpretação	Neste exemplo, a taxa de desistência é de 18,75%. Isso significa que 18,75% dos pacientes que iniciaram tratamentos no mês não os concluíram. Com base nesse resultado, a clínica pode analisar as razões para a desistência dos pacientes e tomar medidas para melhorar a retenção, como melhorar a comunicação, oferecer opções de pagamento flexíveis ou implementar estratégias de acompanhamento mais eficazes. Uma taxa de desistência alta indica que muitos pacientes estão interrompendo seus tratamentos antes da conclusão. Isso pode ser um sinal de preocupação, pois pode afetar a eficácia dos tratamentos e a receita da clínica. Uma taxa de desistência baixa é desejável e indica que a maioria dos pacientes está concluindo seus tratamentos conforme planejado.

Fonte: elaborado pelos autores do capítulo

- Satisfação dos pacientes

A satisfação dos pacientes é, sem dúvidas, uma das métricas mais importantes. Ao medir o nível de contentamento e a experiência geral dos pacientes com os serviços prestados, conseguimos verificar e avaliar a eficiência da gestão.

Uma das maneiras de conseguir levantar esses dados é por meio de questionários, entrevistas, formulários on-line ou pessoalmente após o atendimento. Avaliações enviadas aos clientes via e-mail ou mensagens também podem ser grandes aliadas.

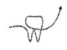

Quadro 20 – KPI satisfação dos pacientes

	Indicador: Satisfação dos pacientes
Objetivo	Avaliar o nível de contentamento e a experiência geral dos pacientes com os serviços prestados
Fórmula	Índice de Satisfação dos Pacientes (%) = (Número de Pacientes Satisfeitos / Número Total de Pacientes Pesquisados) x 100
Exemplo	Pesquisa de satisfação respondidas após consultas: 100 pacientes Pacientes que expressaram satisfação com todos os critérios estabelecidos previamente: 80 pacientes Índice de Satisfação dos Pacientes (%) = (80 / 100) x 100 = 80%
Interpretação	Neste exemplo, o índice de satisfação dos pacientes é de 80%. Isso indica que 80% dos pacientes pesquisados estão satisfeitos com os serviços da clínica de acordo com os critérios definidos. Com base nesse resultado, a clínica pode continuar fornecendo um alto nível de atendimento e considerar áreas de melhoria identificadas pelos 20% dos pacientes insatisfeitos. É importante também avaliar o quantitativo de pessoas que estão respondendo à pesquisa, para a obtenção de uma amostra confiável para a tomada de decisão.

Fonte: elaborado pelos autores do capítulo

- Taxa de conversão de novos tratamentos

Esse percentual indica a eficácia em transformar consultas em tratamentos efetivamente agendados e realizados, ou seja, ajuda a entender quão bem a equipe está convertendo consultas iniciais em tratamentos efetivos.

Se houver variações na taxa de conversão no decorrer do tempo, avalie as razões. Isso pode incluir questões relacionadas à comunicação, preços, agendamento ou qualquer outro fator relevante.

Implemente ações para melhorar a taxa de conversão, como treinamento da equipe, aprimoramento da comunicação com os pacientes ou revisão das estratégias de preços.

Quadro 21 – Taxa de conversão de novos tratamentos

Indicador: Taxa de conversão de novos tratamentos	
Objetivo	Avaliar a eficácia em transformar consultas em tratamentos efetivamente agendados e realizados, ou seja, ajuda a entender quão bem a equipe está convertendo consultas iniciais em tratamentos efetivos.
Fórmula	Registre o número total de consultas iniciais realizadas em um determinado período. Essas consultas representam os pacientes que procuraram a clínica para avaliação e diagnóstico. Registre o número de novos tratamentos realizados durante o mesmo período. Isso inclui todos os tratamentos efetivamente agendados e concluídos com sucesso. Taxa de Conversão de Novos Tratamentos (%) = (Número de Novos Tratamentos Realizados / Número Total de Consultas Iniciais) x 100
Exemplo	Consultas realizadas durante um mês: 100 consultas iniciais Pacientes que realizaram os tratamentos recomendados: 70 pacientes Taxa de Conversão de Novos Tratamentos (%) = (70 / 100) x 100 = 70%
Interpretação	Neste exemplo, a taxa de conversão de novos tratamentos é de 70%. Isso indica que 70% dos pacientes que passaram por consultas, fecharam e realizaram os tratamentos recomendados. A clínica pode considerar essa taxa de conversão como um indicador positivo, mas também pode buscar maneiras de aumentá-la ainda mais, se necessário, para impulsionar o crescimento e o sucesso da clínica.

Fonte: elaborado pelos autores do capítulo

- Ticket médio

Ticket médio mensura a média de receita gerada por paciente ou consulta em um período pré-determinado. Ele corresponde ao montante gasto por cada cliente na sua clínica, ou seja, valor gasto em procedimentos, tratamentos, consultas e exames realizados na sua clínica.

Entender esse indicador irá permitir avaliar o desempenho financeiro da sua clínica, estabelecer metas de vendas realistas e segmentar os clientes com base em seu valor. Analisar o ticket médio ao longo do tempo também irá ajudar a identificar tendências e oportunidades de crescimento, fornecendo insights valiosos para tomada de decisões estratégicas.

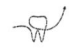

Além do valor total, esse cálculo pode ser individualizado por consultas, procedimentos específicos, exames e até mesmo por dentistas, para avaliar o ticket médio de venda de cada profissional.

Quadro 22 – KPI ticket médio

Indicador: Ticket médio	
Objetivo	Avaliar a média de receita gerada por cada paciente ou consulta em um período pré-determinado.
Fórmula	Ticket médio = Valor das vendas / número total de consultas ou pacientes
Exemplo	Total de faturamento de todas as vendas: R$50.000,00 Paciente atendidos no período: 130 pacientes. Ticket médio: 50.000/130 = R$ 384,61
Interpretação	O seu ticket médio é de 384,61 reais por venda e deve ser monitorado para avaliar se está aumentando ou diminuindo. Com base nessa métrica, a equipe pode definir objetivos específicos para aumentar o valor médio das transações, seja incentivando a venda de serviços adicionais, tratamentos complementares ou produtos relacionados.

Fonte: elaborado pelos autores do capítulo

- Inadimplência

A taxa de inadimplência é um aspecto que requer monitoramento constante, pois afeta diretamente suas finanças. Assim, com esse dado, torna-se mais fácil tomar uma decisão a respeito deste problema.

A clínica pode usar esse indicador para avaliar o impacto financeiro da inadimplência e tomar medidas para reduzir esse problema, como implementar políticas de cobrança mais eficazes ou oferecer opções de pagamento flexíveis aos pacientes.

É recomendável realizar esse cálculo mensalmente, acompanhando de perto o índice e evitando seu aumento. Para resolver a questão, é importante compreender o comportamento dos seus pacientes, a fim de identificar as causas subjacentes desse problema.

Quadro 23 – KPI inadimplência

Indicador: Inadimplência	
Objetivo	Avaliar a quantidade de receita que está em atraso de pagamento por parte dos pacientes e identificar tendências de inadimplência ao longo do tempo.
Fórmula	Registre o valor total cobrado pela clínica em um determinado período. Isso inclui todas as faturas enviadas aos pacientes. Registre o valor total em atraso, ou seja, a quantia que os pacientes ainda não pagaram dentro do prazo estabelecido. Índice de Inadimplência (%) = (Valor Total em Atraso / Valor Total Cobrado) x 100
Exemplo	Faturamento mês de fevereiro: R$ 80.000 em tratamentos odontológicos Valor não recebido: R$ 15.000 Índice de Inadimplência (%) = (R$ 15.000 / R$ 80.000) x 100 = 18,75% Neste exemplo, o índice de inadimplência é de 18,75%. Ou seja, 18,75% da receita total está em atraso de pagamento pelos pacientes.
Interpretação	A clínica pode usar esse indicador para avaliar o impacto financeiro da inadimplência e tomar medidas para reduzir esse problema, como implementar políticas de cobrança mais eficazes ou oferecer opções de pagamento flexíveis aos pacientes.

Fonte: elaborado pelos autores do capítulo

- Taxa de ROI (Retorno sobre o Investimento)

O ROI é uma medida utilizada para calcular o retorno sobre o investimento, ou seja, ela mede o retorno financeiro obtido em relação aos investimentos feitos em marketing, equipamentos, treinamento de equipe ou outras áreas relevantes.

Entender esse indicador permite que a gestão tome decisões estratégicas, identificando investimentos vantajosos e descartando aqueles menos lucrativos. Isso permite uma alocação eficiente de recursos, visando maximizar o retorno financeiro e otimizar o desempenho geral da clínica.

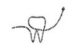

Quadro 24 – Taxa de ROI

Indicador: Taxa de ROI (Retorno sobre o Investimento)	
Objetivo	Calcular o retorno sobre o investimento
Fórmula	ROI = (lucro – investimento) / investimento x 100
Exemplo	Investimento em campanha de marketing digital para atrair novos clientes: R$8.000 Lucro líquido gerado durante o período, diretamente ligado à campanha: R$ 15.000 ROI (%) = [(R$ 15.000 - R$ 8.000) / R$ 8.000] x 100 = 87,5%
Interpretação	Ao aplicar a fórmula teríamos um ROI de 87,5%, ou seja, o investimento gerou lucro. Se o ROI for negativo, isso indica que o investimento resultou em prejuízo.

Fonte: elaborado pelos autores do capítulo

- Taxa de Roas (Retorno sobre o Gasto com Anúncios)

O ROAS mede o retorno financeiro obtido em relação ao valor gasto em publicidade. Embora o ROI possa ser aplicado para avaliar qualquer tipo de investimento, o ROAS é específico para análise de investimentos em publicidade.

Quadro 25 – Taxa de ROAS

Indicador: Taxa de Roas (Retorno sobre o Gasto com Anúncios)	
Objetivo	Medir o retorno financeiro obtido em relação ao valor gasto em publicidade.
Fórmula	Roas = (retorno trazido com os anúncios pagos / investimentos com anúncios) x 100
Exemplo	Investimento em campanha de marketing on-line: R$ 2.000 Receita gerada diretamente atribuível aos anúncios: R$ 6.000 Roas (%) = (R$ 6.000 / R$ 2.000) x 100 = 300%

Indicador: Taxa de Roas (Retorno sobre o Gasto com Anúncios)	
Interpretação	Neste exemplo, o Roas da campanha de marketing é de 300%, ou seja, a campanha gerou um retorno financeiro positivo, representando uma receita de 300% em relação ao valor investido em publicidade de R$ 2.000.

Fonte: elaborado pelos autores do capítulo

Auditoria

Os indicadores devem ser quantificáveis, confiáveis e medidos de maneira contínua, mas não basta isso. A auditoria é um exame cuidadoso e sistemático das atividades desenvolvidas, com o propósito de avaliar a qualidade da prática assistencial, assegurando o funcionamento eficaz do sistema de controle interno e avaliando os resultados dos processos, que por sua vez, orientam as estratégias de governança e eficiência clínica.

Suponha que o objetivo da auditoria da clínica seja para avaliar e melhorar o desempenho financeiro da sua clínica odontológica, visando um aumento de 30% no faturamento bruto em relação ao último semestre.

Assim, temos como etapas:

1º etapa - Determinar os objetivos da auditoria
Estabelecer claramente o objetivo de alcançar um aumento de 30% no faturamento bruto.

2º etapa - Definir equipe de auditores internos, definir cronograma das auditorias e comunicar institucionalmente;
Auditor líder: gerente financeiro
Auditor de Processos: coordenador clínico
Auditor de Atendimento: gerente de atendimento ao cliente
Realizar uma reunião de alinhamento com toda a equipe para comunicar os objetivos e importância do trabalho e da auditoria.

3º etapa - Definir checklist e metodologia a serem aplicadas, bem como os critérios de elegibilidade da auditoria; estabelecer normas para medir o desempenho, tais como indicadores;
Revisar as finanças dos últimos seis meses.

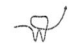

Analisar os registros de receitas e despesas.

Avaliar o desempenho dos tratamentos odontológicos mais lucrativos.

Verificar a eficiência do agendamento de consultas.

Avaliar a satisfação dos pacientes por meio de pesquisas ou feedback.

Examinar a gestão de insumos e custos operacionais

4° etapa - Recolher os dados confiáveis e válidos; elaborar relatórios de auditoria clínica, verificar os resultados e discutir os casos com a equipe multidisciplinar envolvida;

Coletar dados financeiros dos últimos seis meses.

Entrevistar a equipe para obter informações sobre os processos clínicos e administrativos.

Realizar pesquisas de satisfação dos pacientes

5° etapa - Identificar as oportunidades de melhorias; desenvolver o plano de ação; implementar o plano de ação;

Comparar o faturamento atual com o semestre anterior.

Identificar áreas de melhoria com base na análise dos processos clínicos e administrativos.

Analisar o feedback dos pacientes para identificar oportunidades de melhoria no atendimento.

Revisar os custos operacionais e insumos para otimização

6° etapa - Avaliar os resultados, além de acompanhar a resolução das não conformidades apontadas.

Com base nos resultados da auditoria, as oportunidades de melhoria podem incluir:

Estratégias para aumentar o número de clientes atendidos.

Otimização de processos para reduzir custos operacionais.

Treinamento da equipe para melhorar o atendimento ao paciente.

Desenvolvimento de estratégias de marketing para atrair novos pacientes.

Implementando uma Gestão Baseada em Indicadores

São muitos indicadores e informações que não fazem parte do cotidiano do dentista. Todavia, os indicadores oportunizam uma análise abrangente sobre a efetividade da gestão e de seus resultados permitindo intervenções necessárias, além de promover a cultura para a excelência.

Colocar em prática esse tipo de gestão, vai permitir que você tenha uma abordagem estruturada e orientada por dados, acompanhando a qualidade dos seus serviços, tomando decisões acertadas, com eficiência operacional e crescimento sustentável. Vamos colocá-la em prática já!

Capítulo 7

Prevenindo riscos clínicos e organizacionais

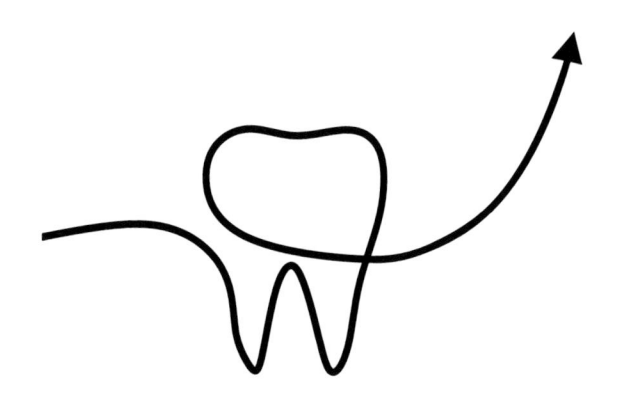

O que você vai aprender

- Como realizar o gerenciamento de riscos para as clínicas odontológicas;
- Formas simples e efetivas para a prevenção de falhas nos processos;
- Implantar a cultura de prevenção nas atividades da sua empresa.

Prevenir falhas e eventos adversos

É muito importante compreendermos que a gestão de riscos – gerenciamento da prevenção de falhas e de danos aos pacientes – tem um papel essencial para qualquer clínica odontológica que tenha como foco a segurança dos seus pacientes e dos próprios profissionais. As clínicas odontológicas, assim como os demais serviços de saúde, possuem diversos riscos inerentes aos seus processos, tanto na perspectiva assistencial como administrativa.

É justamente por isso que esse é um dos temas que demandam atenção dos gestores da clínica, com foco na capacitação de todos os envolvidos, na padronização de processos e documentações cabíveis, e no mapeamento das possíveis falhas inerentes a essas atividades.

Quando estamos abordando o aspecto assistencial, os eventos adversos são uma realidade em muitos casos atendidos por dentistas, mas nem sempre são classificados como incidentes, ou mesmo notificados, seja pelo paciente, família ou pelo profissional responsável.

Dessa forma, há uma grande ocorrência de subnotificação dos casos de falhas assistenciais odontológicas, o que evita, por exemplo, uma análise fidedigna do cenário atual, bem como a implantação de ações preventivas para a clínica e para todo o setor odontológico no país.

O mais importante é compreender que gerenciar riscos tem um impacto direto na redução de desperdícios, seja de recursos financeiros, materiais, tempo, talentos, etc. Então a segurança é o foco principal, mas há também ganhos adjacentes ao implantar a cultura da prevenção: processos encantadores para os clientes, bem como aumento da rentabilidade pela prevenção de falhas.

Um dos desafios para essa implantação é o paradigma de que fazer gestão de riscos é algo complexo e que burocratiza demais os processos. Apesar de ser complexo por exigir método e manutenção de uma rotina segura, a implementação irá propor a padronização das atividades sem uma excessiva burocratização que impeça a melhoria contínua. Por isso, quebre esse paradigma e dê um passo à frente, tornando-se uma clínica odontológica que gerencia riscos. Para o auxiliar, simplificamos com um passo a passo e algumas sugestões de ferramentas e *templates* a seguir.

Implantando a gestão de riscos na sua clínica

Para você realizar a implantação da gestão de riscos em sua clínica, orientamos quatro passos que contribuem para a estruturação inicial e simplificada da prevenção planejada para sua clínica odontológica.

Figura 4 – Passos simplificados para a implantação da gestão de riscos em clínicas odontológicas

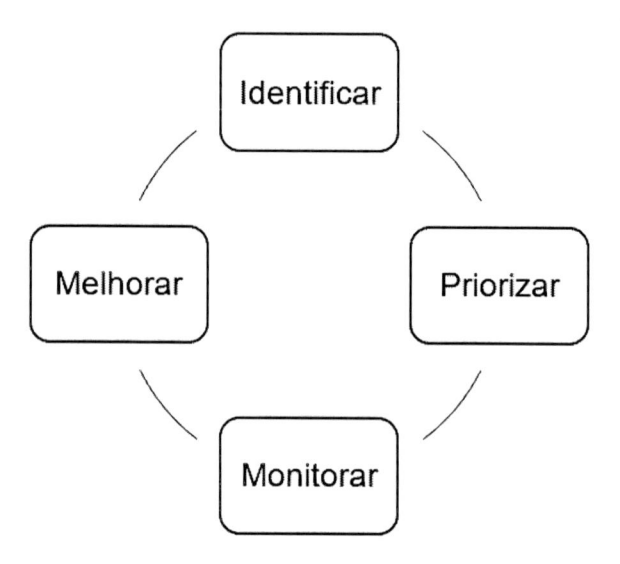

Fonte: elaborada pelos autores do livro

1. **Identificar**

Para começar o gerenciamento de riscos, é essencial que a equipe seja capacitada sobre o tema, por meio de treinamento adequado, compartilhando sobre a importância, métodos e resultados esperados para esse tema. Com os profissionais orientados, podemos iniciar a identificação dos riscos.

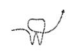

Nessa etapa, a entrega prevista é um levantamento de todas as possíveis falhas dos processos da clínica odontológica. É essencial que os colaboradores dos variados setores participem desse momento, visando coletar informações dos diferentes contextos da sua empresa. Os riscos podem ser de diferentes naturezas:

- Clínicos/assistenciais: relacionados ao processo finalístico da clínica odontológica e associados às falhas nos procedimentos executados com os pacientes ou consequências indesejadas, impactando a saúde dos envolvidos. Exemplo: extração do dente errado; restaurações com exposição pulpar por uso errado da caneta de alta rotação, lima fraturada ou perfuração radicular durante o tratamento endodôntico, reabsorção radicular após ortodontia.

- Administrativos: referem-se aos riscos dos procedimentos de trabalho que suportam e apoiam as atividades dos dentistas, com falhas nos processos internos que podem ou não impactar o paciente, os profissionais e a própria clínica. Exemplo: ruptura no estoque; falta de materiais; armazenamento inadequado de materiais; falta de controle da validade dos materiais; agendamento errado.

- Financeiros: são os riscos inerentes à saúde financeira, contábil e orçamentária da empresa, sendo essencial prevenir essas ocorrências para a sustentabilidade da clínica. Exemplo: atraso no pagamento de fornecedores; alta taxa de inadimplência.

- Jurídicos: geralmente situações de impacto na legalidade das práticas, judicialização de casos clínicos e outros cenários que podem prejudicar a empresa. Exemplo: judicialização; condenação.

- Ambientais: são os riscos associados ao impacto ambiental da clínica na sociedade, envolvendo todo o ciclo dos materiais utilizados. Exemplo: falha na separação dos resíduos, descarte inadequado de resíduos e utilização inadequada de equipamentos de proteção individual pela equipe.

- Ocupacionais: geralmente são mapeados pela Comissão Interna de Prevenção de Acidentes – CIPA, referindo-se aos riscos que impactam a saúde do trabalhador. Exemplo: falta de ergonomia; acidentes com perfurocortantes; riscos inerentes a emissão de raios-x.

- Imagem: situações de judicialização, resultados ineficazes, publicações negativas na mídia e nas redes sociais e outros casos que podem gerar impacto diretamente na imagem da clínica e dos profissionais atuantes nela. Exemplo: reclamações de pacientes sem tratativa; descaso no atendimento.

Agora que sabemos os variados tipos de riscos podemos identificar as principais falhas presentes em uma clínica odontológica. Essa lista de riscos servirá para aprofundarmos nessa identificação, trazendo alguns elementos:

- Risco: nome/identificação do risco;
- Efeitos: o que pode acontecer de impacto caso esse risco de fato ocorra;
- Fatores de risco: quais situações são indicativos de que aquele risco pode vir a acontecer para ficarmos atentos;
- Práticas de controle: as ações que podemos realizar continuamente para evitar que esse risco aconteça;
- Contingências: se o risco acontecer, como podemos mitigar os danos;

Para realizar esse detalhamento, sugerimos o uso de uma planilha ou sistema que comporte essas informações para facilitar o controle, conforme exemplo a seguir.

Quadro 26 – Levantamento de riscos

Processo	Risco	Efeitos	Fatores de risco	Práticas de controle	Contingências

Fonte: elaborado pelos autores do livro com base no uso comum na saúde

Para facilitar sua compreensão, trouxemos um exemplo prático desse levantamento que pode contribuir para ilustrar os diferentes riscos e falhas que sua clínica fará o acompanhamento:

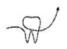

Quadro 27 – Exemplo de levantamento de riscos

Processo	Risco	Efeitos	Fatores de risco	Práticas de controle	Contingências
Agendamento de pacientes	Agendamento de mais de um paciente no mesmo horário para o mesmo dentista	Insatisfação do paciente	• Não utilização da agenda padronizada; • Esquecimento de lançamento no sistema; • Atendimento digital ou telefônico simultâneo a pacientes do mesmo dentista;	1. Padronizar rotina do agendamento; 2. Dupla verificação da agenda com antecedência de 48 horas úteis; 3. Bloqueio de horário quando iniciar atendimento com paciente;	Antes da chegada do paciente: tentar reagendar um dos dois; Após a chegada do paciente: avaliar possibilidade de atendimento com outro dentista com vaga; Verificar viabilidade de encaixe com pequeno atraso;

Processo	Risco	Efeitos	Fatores de risco	Práticas de controle	Contingências
Tratamento endodôntico	Fratura da lima durante tratamento endodôntico	Perda do dente; Dor no dente recém tratado; Infecção.	• Uso de limas de má qualidade ou velhas • Ausência de radiografia previa ao procedimento • Ausência de habilidade técnica pelo cirurgião dentista • Ausência de equipamentos e materiais adequados.	1. Padronizar o uso de materiais de boa qualidade; 2. Conferir o descarte de limas usadas • Radiografias durante o tratamento 3. Uso de equipamentos que auxiliem o dentista (localizador apical, motor endodôntico); 4. Educação continuada para capacitação técnica do cirurgião dentista;	• Fratura de lima: Tentar a remoção com uso de instrumentos adequados. Encaminhar para um profissional mais qualificado/experiente; Avisar o paciente sobre o ocorrido. • Perfuração radicular: Localizar o local da perfuração e avaliar se é possível o selamento. Acompanhamento do paciente. Notificar o paciente. Encaminhar para um profissional mais experiente e qualificado. • Não encontrar todos os canais: • Encaminhar para um profissional mais experiente e qualificado. • Utilizar de microscopia eletrônica durante o tratamento.

Fonte: elaborado pelos autores do livro

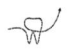

Ao finalizar o levantamento, é hora de priorizar esses riscos e adotar medidas de acompanhamento.

2. Priorizar

Você deve estar se perguntando: como prevenir todos os riscos de uma clínica odontológica? Afinal, são muitas possibilidades de falha todos os dias. É para otimizar as atividades dos profissionais envolvidos que existe a priorização: uma oportunidade para definir o método e periodicidade de acompanhamento desses riscos por parte da gestão. Além disso, ela também serve como um alerta para a movimentação da probabilidade de ocorrência no dia a dia.

Existem diversas metodologias que podem ser empregadas nessa atividade. Aqui apresentamos uma das mais simples para que possam iniciar a gestão de riscos na sua clínica, com foco em ser prospectiva, ou seja, trabalhar para o evitamento do risco futuro. Recomenda-se também o acompanhamento contínuo para a melhoria do risco por meio das análises retrospectivas – falhas que já ocorreram e podem auxiliar na mudança positiva dos processos[26].

A metodologia de impacto X probabilidade é uma das priorizações mais fáceis de implantação, por considerar apenas duas grandezas e oportunizar seu monitoramento por aspectos visuais como a matriz de riscos, que veremos logo mais. Esse formato leva em consideração os efeitos desse risco e o quão impactantes são para a empresa e quais as chances dessas falhas ocorrerem (com base no histórico da clínica ou levantamentos científicos comparativos). Avalos[27] destaca que "a transcendência do risco, no âmbito do estudo do controle interno, baseia-se na sua provável manifestação e no impacto que pode causar [...]".

A clínica pode adotar uma matriz 4x4, 5x5 ou até 10x10 de tamanho. Para efeito de orientação inicial, faremos os exemplos aqui com uma escala de até 4 para facilitar a compreensão. A escala de probabilidade e de impacto pode ser usada de alguma literatura da área ou mesmo ser adaptada para as necessidades da clínica. A seguir colocamos exemplos de escalas que podem contribuir:

---

[26] CIRINO, J.A.F. Gestão de Riscos. In: PRESTES, A; CIRINO, JAF; BARBOSA, RSO; SOUSA, V. (org.) Manual do gestor hospitalar, v. 2. Brasília: Federação Brasileira de Hospitais, 2020.

[27] AVALOS, J. M. A. Auditoria e gestão de riscos. São Paulo: Saraiva, 2009.

Escala de probabilidade

1 Raro: nunca aconteceu

2 Improvável: aconteceu uma vez

3 Possível: aconteceu de duas a três vezes

4 Provável: aconteceu mais que três vezes

Escala de impacto

1 Menor – quando pode causar um dano leve

2 Moderado – quando pode causar um dano moderado

3 Maior – quando pode causar um dano grave

4 Catastrófico – quando pode causar a morte ou um dano catastrófico

Ou seja, se estamos analisando um risco que nunca aconteceu na clínica vamos classificar como 1 de probabilidade, mas se ele é impactante, podendo gerar um dano catastrófico, atribuímos 4 de impacto. Dessa forma, esse risco é avaliado como 4. Agora é que vem o grande aprendizado: o que fazer disso?

Podemos desenvolver uma categorização semafórica para esse acompanhamento, em riscos baixos, médios e altos, por exemplo, com uma cor para cada e ações que devem ser realizadas caso esse seja o resultado. Você pode adaptar essa sugestão para sua realidade e utilizar da melhor forma.

- Baixo – Verde: Impacto X Probabilidade de 1 a 2 são considerados de risco baixo, exigindo um acompanhamento trimestral de seus resultados, com plano de ação semestral e indicadores não obrigatórios;

- Médio – Amarelo: Impacto X Probabilidade de 3 a 6 são considerados de risco médio, exigindo um acompanhamento bimestral de seus resultados, com plano de ação trimestral e indicadores desejáveis;

- Alto – Vermelho: Impacto X Probabilidade de 8 a 16 são considerados de risco alto, exigindo um acompanhamento mensal de seus resultados, com plano de ação mensal e indicadores obrigatórios;

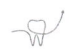

Perceba que quanto mais provável e/ou mais impactante, mais precisamos dedicar atenção e implementar ações de monitoramento para esses riscos. Essa é a lógica para a melhor gestão das falhas: priorizar o que pode gerar mais problemas, mas manter tudo em controle, evitando que algo seja esquecido. Até riscos baixos podem acontecer, eventualmente, por isso precisamos garantir que estejamos acompanhando todos – mesmo que em periodicidades e formas diferentes.

Podemos adicionar à tabela sugerida anteriormente essa priorização, no seguinte formato:

Quadro 28 – Formato para priorização de riscos

Risco	Impacto	Probabilidade	I x P	Priorização

Fonte: elaborado pelos autores do livro conforme modelos mais comumente usados na saúde

Utilizando os exemplos anteriores, podemos compreender de forma hipotética:

Quadro 29 – Exemplo de priorização de riscos

Risco	Impacto	Probabilidade	I x P	Priorização
Agendamento de mais de um paciente no mesmo horário para o mesmo dentista	2	4	8	Alto
Fratura da lima durante tratamento endodôntico	3	2	6	Médio

Fonte: elaborado pelos autores do livro

Nessa leitura, podemos perceber que o agendamento em mesmo horário para a clínica tem um impacto moderado, devido à insatisfação do paciente, mas o que faz com que seja um risco alto é a probabilidade – os processos nessa clínica não estão ajustados e muitos pacientes têm sofrido esse problema de o horário agendado não ser executado, o que leva a uma probabilidade elevada e a priorização alta.

No segundo exemplo, uma lima fraturada tem um impacto maior, visto que pode levar a perda do elemento dentário ou uma infecção. Mesmo com a probabilidade baixa, a priorização de risco é média, ou seja, requer atenção e monitoramento.

Agora que já priorizamos os riscos, vamos aprender como monitorar esses riscos.

3. Monitorar

Depois de identificar e priorizar seus riscos na clínica é necessário implantar formas de monitoramento, são algumas delas:

- Auditoria de riscos: assim como realizamos auditoria de processos, também podemos auditar os riscos da clínica, verificando se as práticas de controle estão conformes e se as contingências estão sendo acionadas corretamente. Isso contribui para a análise da probabilidade de ocorrência de cada risco;

- Indicadores: com base nos indicadores estruturados e vinculados a cada risco, podemos acompanhar, de forma retrospectiva, se os riscos já aconteceram e o que podemos implementar para evitar que aconteçam novamente, melhorando nossa forma de gerenciamento;

- Checklists: no dia a dia é importante capacitar a equipe para que saiba os passos e requisitos essenciais para cada atividade, executando-as de forma segura e orientada;

- Reuniões de acompanhamento: faz-se crucial o agendamento periódico de momentos para acompanhamento coletivo da gestão de riscos e verificação de possíveis melhorias nas práticas adotadas.

Além disso, existem várias formas visuais para a demonstração dos riscos e o acompanhamento deles pelas áreas envolvidas. Uma delas é a matriz de riscos que é gerada pelo cálculo do impacto X probabilidade e oportuniza que cada setor relembre as possibilidades de falha nos seus processos e o quanto estes se movimentaram a cada atualização.

Os riscos podem ser movimentados pelo resultado da auditoria ou pela mudança em seu impacto, fazendo com que seja necessário um novo cálculo. Esse histórico deve ser registrado para acompanhamento, seja da melhora ou da piora na sua priorização.

Para efeito de aprendizado, exemplificamos a matriz de riscos a seguir com o resultado de cada parte dela, para sabermos diferenciar onde é baixo, médio e alto.

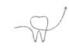

Quadro 30 – Modelo de matriz de risco impacto X Probabilidade 4x4

IMPACTO				
4 Médio	8 Alto	12 Alto	16 Alto
3 Médio	6 Médio	9 Alto	12 Alto
2 Baixo	4 Médio	6 Médio	8 Alto
1 Baixo	2 Baixo	3 Médio	4 Médio
PROBABILIDADE				

Fonte: elaborado pelos autores do livro

Agora apresentamos a matriz de risco com a inserção do risco aqui exemplificado para visualização dessa movimentação histórica com dois ciclos semestrais nessa clínica fictícia:

Quadro 31 – Exemplo de matriz de risco

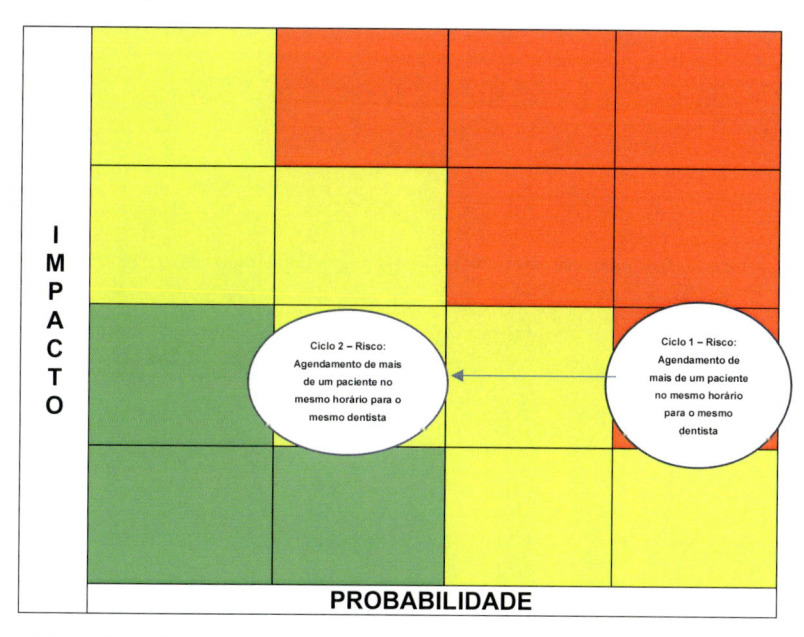

Fonte: elaborado pelos autores do livro

No exemplo acima, no segundo ciclo foi verificada uma redução da probabilidade de ocorrência de 4 para 2, seja por meio de auditoria, reanálise do risco, indicador etc. Dessa forma houve uma movimentação na matriz de risco motivada pela melhor gestão do risco.

4. Melhorar

Durante todas as etapas da gestão de riscos, mesmo no formato simplificado, é essencial que façamos o planejamento e execução das melhorias, por meio do uso de ferramentas da qualidade e construção de planos de ação que possam guiar a equipe por esse caminho. Conheça alguns dos cenários propícios para melhoria:

- Levantamento dos riscos: ao realizar o levantamento dos riscos, já temos a oportunidade de conhecer mais sobre os processos da clínica e avaliar situações de falhas que nem deveriam acontecer. Podemos eliminar essas falhas com pequenas mudanças;

- Definição das práticas de controle: ao estabelecer as barreiras para evitar riscos, podemos identificar quais práticas ainda não estão em execução. Assim, podemos planejar o início e a implantação desses processos, bem como a melhoria daqueles que acreditávamos já estar em prática, mas que, na verdade, ainda não estavam;

- Durante a priorização: ao verificarmos o impacto de alguns riscos e a sua probabilidade de ocorrência com base no histórico, podemos identificar em que áreas temos maior necessidade de atuação para melhoria dos processos. Isso evidencia ações corretivas importantes para o progresso da empresa;

- Ao analisar indicadores: quando temos números que indicam os resultados dos processos, conseguimos facilmente associar o que está demonstrado no levantamento com as possíveis falhas de processo. Isso contribui para a criação de planos de ação corretivos das práticas de controle atuais ou mesmo reforçar a capacitação da equipe para a execução correta do que foi proposto anteriormente;

- Com os resultados da auditoria de risco: a auditoria vai propiciar um relatório com o levantamento das conformidades e não conformidades das práticas de controle, ou até mesmo riscos que não foram identificados antes e que agora precisam de tratativas;

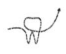

Em cada uma dessas oportunidades podemos levantar ações que podem auxiliar na melhoria dos processos da clínica e do gerenciamento de riscos.

Segurança como foco

Considerando o exposto neste capítulo sobre gestão de riscos para clínicas odontológicas, fica evidente a importância desse processo para garantir a segurança dos pacientes e profissionais envolvidos. A prevenção de falhas nos processos, com a implantação de uma cultura de prevenção, emerge como o alicerce para uma clínica odontológica eficiente e segura. O entendimento de que a gestão de riscos não apenas foca na segurança, mas também resulta em ganhos adjacentes, como a redução de desperdícios e o aumento da rentabilidade, ressalta a relevância desse enfoque.

A gestão de riscos na odontologia vai além da simples identificação de riscos clínicos e abrange também aspectos administrativos, financeiros, jurídicos, ambientais, ocupacionais e de imagem. A conscientização sobre a subnotificação de eventos adversos na Odontologia ressalta a necessidade de uma análise mais aprofundada e de medidas preventivas eficazes.

A proposta de quatro passos para a implantação da gestão de riscos – identificar, priorizar, monitorar e melhorar – fornece uma estrutura clara e simplificada. A ênfase na capacitação da equipe e na participação de diferentes setores no levantamento dessas falhas destaca a importância da colaboração para o sucesso desse processo. A utilização de ferramentas visuais, como a matriz de riscos, e a categorização destes em baixo, médio e alto proporcionam uma abordagem pragmática e acessível para a gestão de riscos.

A fase de identificação dos riscos, exemplificada com diversos tipos, como clínicos, administrativos e financeiros, destaca a necessidade de uma análise abrangente. O detalhamento do processo, incluindo elementos como risco, efeitos, fatores de risco, práticas de controle e contingências, oferece uma abordagem completa para o mapeamento e compreensão dos riscos específicos da clínica odontológica.

A abordagem prospectiva na priorização de riscos, utilizando a matriz de impacto X probabilidade, fornece uma maneira visual e prática de identificar e focar nos riscos mais significativos. A categorização de riscos em baixo, médio e alto, associada a cores e ações correspondentes, simplifica a interpretação e a resposta a esses riscos. Além disso, a ênfase no acompanhamento contínuo e na adaptação da abordagem destaca a natureza dinâmica da gestão de riscos.

A fase de monitoramento, com sugestões como auditorias, indicadores, checklists e reuniões de acompanhamento, oferece uma variedade de ferramentas para garantir a eficácia contínua do processo de gestão de riscos. A utilização de uma matriz de riscos histórica, exemplificada com a movimentação de riscos ao longo do tempo, destaca a importância do aprendizado contínuo e da adaptação das estratégias de gerenciamento.

Por fim, a fase de melhoria destaca a necessidade de planejamento e execução de melhorias constantes. A identificação de oportunidades de melhoria durante todas as etapas do processo, desde o levantamento de riscos até a auditoria, destaca a abordagem proativa e contínua da gestão de riscos. A consideração de cenários propícios para melhoria, como o levantamento de riscos e a definição das práticas de controle, ressalta a integração da gestão de riscos com a melhoria geral dos processos da clínica odontológica.

Em conclusão, a implementação efetiva da gestão de riscos em clínicas odontológicas não apenas contribui para a segurança, mas também promove uma cultura de prevenção, eficiência operacional e melhoria contínua. A abordagem simplificada proposta neste capítulo oferece uma estrutura prática e acessível para as clínicas odontológicas iniciarem e se aprimorarem.

Capítulo 8

Registrando documentos de forma segura

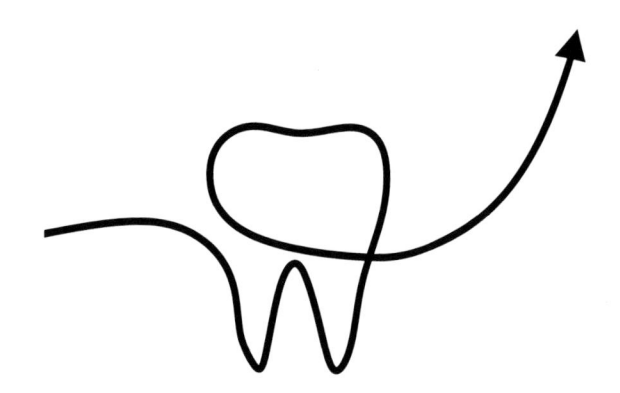

O que você vai aprender

- Quais documentos são importantes para uma clínica odontológica?
- O que deve constar nos prontuários dos pacientes
- Regulamentação de outros documentos
- Auditoria documental

Analisando a Documentação da Sua Clínica

Como está a organização da documentação em sua clínica? Todos os modelos de fichas estão disponíveis? E quanto ao preenchimento dessas fichas, quem realiza? E, por fim, como ocorre o armazenamento desses documentos e por quanto tempo eles são mantidos?

O preenchimento de fichas e prontuários é uma prática crucial para o cirurgião dentista. Essas anotações abrangem desde o cadastro inicial até a conclusão do serviço, culminando na consulta de alta, em que é feita uma avaliação do trabalho realizado, do atendimento prestado e uma explicação sobre a importância do retorno do paciente.

É importante que essas informações sejam uma rotina bem estabelecida. Elas não apenas facilitam atendimentos futuros, mas também proporcionam respaldo ao profissional, especialmente em situações jurídicas. Para elucidar o processo de documentação, vamos percorrer o trajeto do paciente em seu consultório.

Caminho do paciente - Primeiro contato

A paciente Maria decidiu agendar uma consulta com a Dr.ª Paula. Seja por telefone ou WhatsApp, a secretária responsável assumirá o papel de facilitadora nesse processo. Ela não só marcará o melhor horário para a consulta, mas também solicitará informações importantes para garantir uma experiência eficiente e acolhedora.

Durante o contato, a secretária irá solicitar a Maria seu nome completo e número de telefone. Além disso, ela fornecerá orientações claras sobre como chegar à clínica e dará as boas-vindas, garantindo desde o início uma atmosfera amigável.

Ao chegar à recepção no dia da consulta, Maria será convidada a preencher uma ficha de cadastro. Essa ficha é crucial para garantir que a clínica tenha um registro preciso de seus pacientes. Nela, serão solicitadas as seguintes informações:

- Nome completo: para garantir a identificação correta do paciente nos registros.

- Número do RG e CPF: documentos essenciais para a identificação e registro do paciente.

- Data de nascimento: informação fundamental para a documentação e histórico do paciente.

- Naturalidade e Nacionalidade: detalhes importantes que podem ser relevantes em determinados contextos clínicos.

- Estado civil e Gênero: informações que contribuem para um entendimento mais abrangente do paciente.

- Profissão: informação que possibilita uma abordagem personalizada, permitindo ajustar as orientações de cuidados bucais e os planos de tratamento de acordo com o estilo de vida e as demandas específicas associadas à sua ocupação.

- Endereço residencial e profissional: para garantir que a clínica tenha um registro atualizado e possa entrar em contato, se necessário.

- Como o paciente ficou sabendo do consultório: essa informação ajuda a clínica a entender a eficácia de suas estratégias de divulgação e aprimorar sua abordagem de marketing.

Caso o paciente seja menor de 18 anos, tenha 18 anos, ou seja, incapaz absoluto, é fundamental registrar os dados do responsável legal, bem como do cônjuge deste, se aplicável. Além disso, para pacientes atendidos por meio de convênios e credenciamentos, é aconselhável anotar os dados da empresa mantenedora e o número de identificação do segurado.

Cabe destacar que, a partir de 2020, entrou em vigor a Lei Geral de Proteção de Dados (LGPD, Lei n.º 3.709/2018), cujo propósito é resguardar os direitos fundamentais de privacidade e liberdade dos cidadãos brasileiros, além de estimular o desenvolvimento econômico e tecnológico do país. Nesse contexto, a LGPD impacta diretamente em profissionais da Odontologia, uma vez que se lida com informações sensíveis dos pacientes.

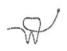

Para se adequar a LGPD, é necessário obter o consentimento expresso do paciente, autorizando a coleta, armazenamento e utilização de seus dados pessoais. Além disso, é crucial informá-lo quais dados pessoais estão sendo coletados e com qual finalidade nesse processo. Esses dados devem ser armazenados de maneira segura, ou seja, protegidos contra acessos não autorizados e contra vazamentos.

É fundamental orientar toda a equipe sobre a lei em vigor e ressaltar a importância do sigilo profissional.

Caminho do paciente - Anamnese

Após o cadastro de Maria, procederemos ao preenchimento da ficha de anamnese. Essa etapa pode ser realizada pelo próprio paciente, por meio da ficha preenchida na recepção ou mediante uma anamnese conduzida pela equipe de atendimento. Outra opção é que o dentista que realizará o primeiro atendimento seja responsável pelo preenchimento.

É importante ressaltar que cada clínica tem sua abordagem específica nesse processo. A flexibilidade na coleta dessas informações permite se adaptar às preferências e fluxos de trabalho específicos de cada ambiente clínico. O objetivo principal é assegurar que todas as informações relevantes sejam registradas de maneira precisa, facilitando um atendimento eficaz e personalizado.

A anamnese desempenha um papel crucial do porquê o paciente está procurando atendimento e de sua condição de saúde. Esse conjunto de informações engloba a situação atual da saúde do paciente, incluindo as medicações em uso, tratamentos médicos em andamento e peculiaridades médicas, como alergias, que requerem atenção especial durante os procedimentos odontológicos.

Resumidamente, a anamnese engloba:

1. Queixa principal ou motivo da consulta atual: recomenda-se registrar essas informações utilizando os termos empregados pelo próprio paciente, garantindo uma compreensão mais precisa de sua condição.

2. Evolução da Doença Atual: o profissional direciona perguntas de maneira a obter o máximo de informações possível, buscando estabelecer um diagnóstico correto, prognóstico adequado e um planejamento terapêutico eficaz.

3. História Médica e Odontológica: inclui informações sobre o estado geral do paciente, passado e presente. Deve-se apresentar um questionário de saúde elaborado conforme critério profissional.

4. Estilo de vida: informações sobre hábitos alimentares, prática de atividades físicas, horário de trabalho e qualidade de sono representam um papel fundamental na avaliação da saúde bucal. Ao entender esses elementos, o profissional consegue desenvolver planos de tratamentos alinhados com o estilo de vida do paciente, promovendo uma abordagem personalizada e eficaz.

É crucial que o paciente ou seu responsável legal assine o questionário, ratificando a veracidade das informações obtidas. Além disso, é fundamental apresentar esse questionário em retornos futuros para tratamentos, assegurando uma atualização constante das informações.

Lembre-se, a adequada condução da anamnese não apenas estabelece uma base sólida para o tratamento odontológico, mas também reforça a importância da comunicação eficaz entre o profissional e o paciente, promovendo uma abordagem personalizada e centrada no paciente.

Caminho do paciente – Diagnóstico odontológico

Com a ficha de anamnese devidamente preenchida, avançamos para a consulta odontológica de Maria, um momento importante em que a profissional Dr.ª Paula, realizará o diagnóstico completo. Durante esta etapa, serão conduzidos exames, solicitações de exames complementares, captura de fotografias e qualquer outra avaliação que a profissional julgar pertinente.

Na consulta, a profissional irá identificar as necessidades específicas da Maria, indicando os tratamentos necessários para abordar os problemas identificados.

O exame clínico é dividido em duas partes: extraoral e intraoral. No que diz respeito ao exame intraoral, que compreende a avaliação das estruturas dentais e adjacentes, é consagrada a utilização do odontograma. Este formato registra e visualiza de forma clara a condição de cada dente, possibilitando um acompanhamento detalhado do estado bucal do paciente.

Por meio dessa abordagem integrada, a consulta odontológica não apenas oferece um diagnóstico preciso, mas também estabelece as bases para um plano de tratamento personalizado. É durante esse momento que

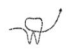

o dentista, alinhado com as informações obtidas na anamnese, orienta o paciente sobre os procedimentos necessários para promover sua saúde bucal de maneira eficaz.

Caminho do paciente - Plano de Tratamento

Com base na avaliação e diagnóstico, e após a obtenção dos exames solicitados, a Dr.ª Paula elabora um plano de tratamento. Este plano contempla diversas possibilidades terapêuticas, inclusive aquelas para as quais a profissional pode não ter as habilidades técnicas específicas, mas que podem ser realizadas por outros especialistas.

Recomenda-se explicar e descrever detalhadamente as opções de tratamento, registrando os procedimentos propostos com uma descrição minuciosa dos materiais a serem utilizados, bem como os elementos dentários e as regiões bucais envolvidas em cada procedimento. Esse nível de detalhe proporciona ao paciente uma compreensão completa das intervenções sugeridas, promovendo a transparência e a confiança no plano de tratamento proposto.

Além disso, ao apresentar opções que podem ser executadas por especialistas específicos, a paciente pode ser encaminhada adequadamente para profissionais qualificados em determinadas áreas, garantindo uma abordagem interdisciplinar quando necessário. Essa abordagem colaborativa visa proporcionar ao paciente o melhor resultado possível em termos de saúde bucal, abrangendo uma variedade de especialidades dentro da odontologia.

Caminho do paciente – Contrato de prestação de serviços

Assim que Maria decidir pela realização dos procedimentos indicados, é procedimento padrão que a paciente assine um contrato de prestação de serviços, elaborado e oferecido pela cirurgiã dentista responsável, neste caso, Dr.ª Paula. Esse documento é de extrema importância, uma vez que contém de maneira clara e precisa todas as informações pertinentes a cada etapa dos procedimentos realizados. Além disso, o contrato estabelece os direitos e deveres de ambas as partes, incluindo cláusulas relevantes tanto para o paciente quanto para o dentista.

Entre os elementos que podem constar no contrato, destacam-se:

1. Descrição dos procedimentos: detalhamento claro de cada etapa do tratamento proposto, incluindo os procedimentos específicos a serem realizados.

2. Responsabilidades do paciente: explicitação dos compromissos e responsabilidades que o paciente deve cumprir antes, durante e após o tratamento.

3. Direitos e deveres do dentista: definição das obrigações e garantias oferecidas pelo profissional, bem como as condutas esperadas durante o processo.

4. Custos e formas de pagamento: informações detalhadas sobre os custos associados a cada procedimento, bem como as opções de pagamento disponíveis.

5. Condições de cancelamento ou reagendamento: estabelecimento de diretrizes em caso de cancelamento ou reagendamento de consultas e procedimentos.

Ao proporcionar um entendimento claro e transparente de todas as nuances do tratamento proposto, o contrato de prestação de serviços contribui para estabelecer uma relação profissional e ética entre o dentista e o paciente, promovendo a confiança e a eficácia no processo de cuidados odontológicos.

Caminho do paciente – Termo de Consentimento Livre Esclarecido

O Termo de Consentimento Livre e Esclarecido é um documento fundamental que o paciente assina antes de submeter-se a procedimentos odontológicos. Ao assinar esse documento, o paciente está expressando seu acordo com tudo o que foi discutido e apresentado a ele em relação ao tratamento a ser realizado. Antes de assinar qualquer documento, é imperativo que o paciente esteja completamente ciente de todas as informações apresentadas, garantindo assim a prevenção de dúvidas ou mal-entendidos.

É de extrema importância ressaltar que é dever do dentista fornecer ao paciente todas as informações necessárias relacionadas ao seu tratamento. Isso inclui não apenas os resultados esperados, mas também os possíveis riscos associados ao procedimento, e qualquer outra informação que o dentista considere fundamental para que o paciente tome uma decisão informada sobre sua saúde bucal.

O Termo de Consentimento Livre e Esclarecido é uma ferramenta legal e ética que visa proteger tanto o paciente quanto o profissional, estabelecendo claramente as expectativas e acordos entre ambas as partes. A transparência na comunicação entre o dentista e o paciente é fundamental para construir uma relação de confiança e assegurar que o tratamento seja conduzido de maneira ética, segura e informada.

Caminho do paciente – Prontuário

Neste documento, é necessário registrar de maneira detalhada todos os passos do tratamento executado, incluindo uma descrição precisa dos elementos dentários, faces ou regiões envolvidas e os materiais utilizados. Evite o uso de códigos, garantindo que todas as informações sejam compreensíveis para o paciente. Qualquer intercorrência observada durante a execução do tratamento deve ser comunicada, assim como quaisquer alterações em relação ao planejamento inicial.

Além disso, faltas às consultas e orientações adicionais devem ser registradas, sempre solicitando a assinatura do paciente ou de seu representante legal para validar essas informações.

Na segunda parte dos documentos que compõem o prontuário odontológico, estão listados aqueles que podem ser elaborados durante atendimentos especiais que o caso do paciente requer, ou seja, os documentos suplementares. Esses documentos adicionais podem incluir, mas não se limitar a:

- Documentos de procedimentos cirúrgicos: para casos que envolvem intervenções cirúrgicas, como extrações ou implantes.

- Documentos de procedimentos ortodônticos: quando há necessidade de tratamento ortodôntico.

- Registros de emergências odontológicas: em situações de urgência ou emergência, documentação detalhada das medidas tomadas.

- Documentos de tratamentos específicos: para tratamentos especializados, como clareamento dental ou restaurações estéticas.

A inclusão desses documentos suplementares no prontuário odontológico visa garantir um registro completo e abrangente do tratamento do paciente, atendendo a situações específicas e proporcionando uma base sólida para a continuidade dos cuidados odontológicos.

Com toda documentação preenchida, por quanto tempo devo mantê-la?

O ideal é arquivá-lo sem um prazo determinado, por diversos motivos. Isso vai desde a necessidade de apresentar informações quando solicitado (pelo paciente ou judicialmente) até facilitar a identificação em casos de falecimento do paciente.

Contudo, é importante ressaltar que o Código do Consumidor estabelece um prazo de cinco anos para que o paciente possa realizar reclamações sobre procedimentos realizados, destacando a importância de manter a documentação nesse período. Caso falte espaço físico para armazenar os arquivos, uma alternativa é devolvê-los ao paciente após preencher um protocolo de entrega de documentação devidamente assinado. Essa prática não apenas libera espaço, mas também assegura a transparência no processo.

Outra alternativa é a digitalização de documentos. Existem diversos softwares no mercado que abrangem a digitalização de documentos, que ficam armazenados no prontuário eletrônico do paciente, facilitando assim a guarda e acesso à documentação.

Auditoria clínica – Como fazer

Não basta apenas entender o que precisa ser feito, a execução prática também é crucial. Em clínicas odontológicas, em que múltiplos profissionais desempenham diferentes funções, a realização de auditorias documentais torna-se essencial para verificar a conformidade com os procedimentos que foram estabelecidos.

A auditoria documental envolve a revisão sistemática de todos os documentos utilizados na prática clínica. Esses documentos englobam desde aqueles discutidos neste capítulo até informações financeiras, registro de convênios e manutenção de equipamentos.

A seguir, apresentamos os passos essenciais para conduzir uma auditoria documental:

1. Estabeleça objetivos: defina claramente os objetivos da auditoria, como garantir conformidade com regulamentações, melhorar a eficiência operacional ou assegurar a precisão das informações registradas.

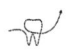

2. Identifique documentos relevantes: liste todos os documentos críticos para a operação da clínica, incluindo prontuários do paciente, registros financeiros, contratos, políticas e procedimentos internos, entre outros.

3. Revisão da Documentação Clínica: examine os prontuários dos pacientes para garantir que todos os documentos necessários estejam presentes e devidamente preenchidos. Isso inclui fichas de cadastro, anamneses, registros de tratamento, consentimentos informados e registros de exames.

4. Avaliação Financeira e de Convênios: analise informações financeiras, registros de convênios, faturamento, pagamentos e outros documentos relacionados para garantir precisão e conformidade.

5. Verificação de Equipamentos e Manutenção: certifique-se de que os registros de manutenção e calibração de equipamentos odontológicos estejam atualizados e em conformidade com as normas de segurança.

6. Entrevistas e Feedback da Equipe: conduza entrevistas com a equipe para coletar feedback sobre o processo documental, identificar áreas de melhoria e esclarecer dúvidas.

7. Relatório de Auditoria: compile os resultados da auditoria em um relatório detalhado, destacando áreas de conformidade, pontos fortes e oportunidades de melhoria. Recomende ações corretivas, se necessário.

8. Plano de Ação: desenvolva um plano de ação com medidas corretivas para abordar quaisquer discrepâncias ou áreas de melhoria identificadas durante a auditoria.

9. Monitoramento Contínuo: estabeleça um processo de monitoramento contínuo para garantir a conformidade documental ao longo do tempo.

Uma auditoria documental não apenas promove a conformidade legal, como contribui para aprimorar a qualidade dos serviços e garantir uma prática clínica eficiente e segura. Esse é o caminho que desejamos que você trilhe.

Gestão de documentos da qualidade

Uma dica bônus desse capítulo é a estruturação de um gerenciamento de documentos com foco na gestão da qualidade da clínica odontológica. Para tanto, algumas recomendações dessa implantação:

- Definição de categorias: elenque quais serão os tipos de documentos que serão trabalhados na clínica (protocolos, procedimentos operacionais padrão – POP, formulários, instruções de trabalho etc.). Essas categorias podem ser inspiradas na certificação ISO ou outras;

- Construção dos modelos: para cada categoria será necessária a criação de um modelo/*template* para o correto preenchimento/construção de cada documento a ser utilizado na clínica;

- Treinamento e sensibilização: capacitação de todos os envolvidos na clínica para o correto uso da formatação e da estrutura dos documentos;

- Padronização dos processos: a partir da gestão por processos, redigir todos os documentos necessários para a sustentação de cada atividade da clínica odontológica, formalizando o formato também dos documentos mencionados nesse capítulo anteriormente;

- Disponibilização: manter os documentos em um local (físico ou digital) para fácil acesso de todos;

- Revisão: manter um calendário de revisões cíclicas dessas documentações para evitar qualquer risco à clínica.

A gestão documental proporciona maior segurança a todos os envolvidos com os processos odontológicos por padronizar as atividades e permitir um rastreio/controle efetivo das informações.

Considerações

Refletir sobre a variedade de documentações exigidas por uma clínica pode parecer desafiador, nós sabemos. Porém, a maioria das clínicas pecam em vários aspectos deste capítulo, como o preenchimento inadequado das fichas, ausência de assinaturas dos pacientes e a falta de comunicação entre profissional e paciente, sendo insuficiente na explicação dos procedimentos e planos de tratamento.

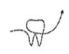

Se você está lendo este livro, significa que está comprometido com melhorias substanciais de sua prática clínica. Ter toda a documentação preenchida e seguir os procedimentos passo a passo, não apenas o diferencia no mercado, mas também proporciona qualidade e segurança ao seu paciente. Além disso, não podemos esquecer da clareza proporcionada à sua equipe, com um guia claro e seguro a ser seguido.

A auditoria surge como uma ferramenta para avaliar oportunidades de aprimoramento, integrar a equipe e monitorar a conformidade com os procedimentos estabelecidos. Essa auditoria, que pode ser realizada pelo gestor da clínica, resultará em relatórios que servirão como base de estudo e criação de planos estratégicos. Ao implementar essas práticas, você não só eleva a qualidade do atendimento, mas também fortalece a eficiência operacional da sua clínica, proporcionando benefícios tanto para os pacientes quanto para toda a equipe.

Capítulo 9

Encantando nos detalhes

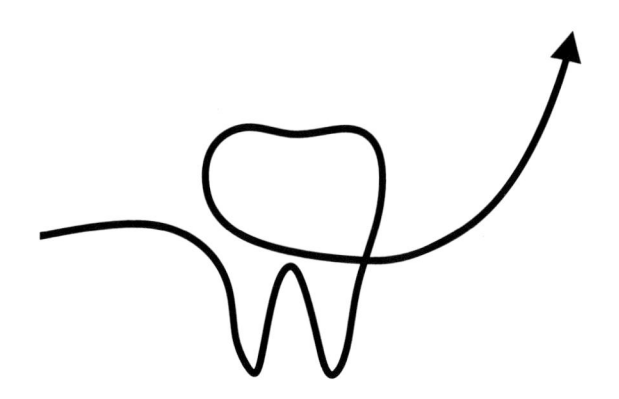

O que você vai aprender

- Como oferecer um atendimento acolhedor e seguro
- Trajetória do paciente pela clínica
- Olhar atento aos detalhes

A odontologia além da cadeira

Tudo o que abordamos até aqui, seja em relação a processos ou gestão estratégica, tem como finalidade atender bem uma pessoa: o seu paciente. Cada esforço foi direcionado a esse momento. Agora, vamos fechar o ciclo com chave de ouro.

O primeiro contato que o paciente tem com a clínica não é diretamente com o dentista; ele se inicia por telefone ou mensagens com a recepção. Em seguida, é recebido por essa equipe antes de ser, de fato, encaminhado ao dentista. Além disso, ao longo do tratamento, ele será atendido por outros profissionais da equipe. Imagine se o/a profissional recepcionista que atua em sua clínica estiver com o semblante fechado, como será a percepção desse paciente? E se esse paciente for alguém com traumas devido tratamentos anteriores? Alguém que teve que resistir muito à tentação de faltar e desistir do tratamento?

Sabemos que ir ao dentista é desafiador para muitas pessoas, e lidamos diariamente com pacientes que enfrentam traumas. Mesmo aqueles que não relatam podem ter experiências negativas em seu histórico.

O paciente é o centro do cuidado, mas é importante lembrar de quem os atende. É crucial também zelar pela equipe, visto que a empatia deve caminhar lado a lado com os profissionais de saúde e seus colaboradores.

Jornada do cliente

Aqui, vamos detalhar a jornada do cliente. Para isso, ilustramos a seguir esse tema com uma história que representa o dia a dia dos consultórios. Ao final, apresentamos algumas reflexões e insights para melhorarmos nossos processos nas clínicas odontológicas.

Maria está em sua casa e precisa de um tratamento dentário. Ela estava almoçando quando o dente quebrou. Maria não vai ao dentista há muitos anos. Na verdade, não gosta de dentistas por ter tido experiências negativas na infância, quando um dentista extraiu seus dentes de leite sem anestesiá-la corretamente. Como Maria vai encontrar um dentista que a acolha? Que entenda seus traumas e, ao mesmo tempo, resolva seu problema?

A primeira coisa que ela faz é pedir indicação. Maria pergunta ao marido, filhas, amigas, até no grupo da academia, por indicações de profissionais. Quando recebe as indicações, pesquisa o nome do local no Google, olha as avaliações, o site e as redes sociais. Por ali, percebe o "jeito" da clínica, consegue ver quem são os profissionais e resolve agendar um horário.

Maria liga para a clínica escolhida e é muito bem atendida pelo telefone. Mesmo com a agenda cheia do doutor, a secretária promete tentar agendá-la urgentemente. Ao desligar o telefone, entra em suas redes sociais e quem está ali? Um post da clínica que acabou de ligar. Como pode? É mesmo o destino, pensa ela.

Mais tarde naquele mesmo dia, como prometido, a secretária entrou em contato para agendá-la para o dia seguinte com o Dr. Fernando. O que surpreende Maria não é apenas porque ela retornou e encontrou um horário para seu caso tão urgente, mas o cuidado. A secretária explica como será a consulta, e também todo o trajeto até a clínica e até como estacionar. Nessa conversa, Maria já estava mais tranquila com o que a esperava: o temido motorzinho.

No outro dia, ao acordar, Maria logo se apressa para ir à consulta. Segue as orientações passadas no dia anterior e não tem dificuldades em estacionar. Ao chegar na clínica, seu coração palpita, sua mão sua. Ela quase dá meia volta para retornar ao carro e esquecer tudo, mas passa a língua no dente quebrado e pensa que, se não arrumar logo, vai começar a doer em breve. A lembrança de dor de dente não é algo que quer se recordar, então ela entra rapidamente pela porta, sem pensar duas vezes.

Quando entra, se espanta. Nossa, esse lugar não se parece nada com a lembrança do consultório de sua infância. Tudo é bonito e arrumado, com cores lindas cobrindo as paredes. Ainda observava as plantinhas do local quando foi abordada por uma moça sorridente. A moça se identifica, e Maria reconhece a voz ao telefone no dia anterior. O coração começa a desacelerar, está gostando do ambiente.

Enquanto preenche a ficha com seus dados, é surpreendida por um cappuccino delicioso. Em pensamento, agradece, pois na correria para chegar no horário, Maria não havia comido direito no café da manhã.

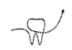

Após o cadastro, Maria senta-se e assiste na televisão vários casos de sorrisos transformados. Tem um depoimento de uma senhora que tinha traumas assim como ela, não ia ao dentista há muitos anos e já não sorria mais. A senhora conta o quanto foi difícil procurar ajuda, mas ao encontrar a clínica, sentiu a confiança e a segurança que há muito não tinha, tendo a coragem de transformar seu sorriso. Maria se emociona ao ver a história daquela senhora e imagina também transformar o seu sorriso.

Quando menos percebe, é chamada ao consultório do dentista. Uma moça uniformizada, que deve ser a assistente, a chama pelo nome, a recepciona e a conduz até o consultório. Maria se levanta meio trêmula, mas, para sua surpresa, ao entrar no consultório, nada se parece com sua imaginação.

Dr. Fernando a espera na porta e a recepciona com um sorriso contagiante. Ele se apresenta e indica onde Maria irá se sentar, pois antes da consulta, terão uma conversa. E que conversa! O dentista perguntou o que nenhum outro profissional havia perguntado antes. Maria tem a sensação de ser bem cuidada. Ele quer saber sobre seus problemas de saúde, suas experiências anteriores, tratamentos realizados, sobre sua família, seu trabalho e como ela conheceu a clínica. Maria conversa tanto que, por um momento, esquece que está no dentista. Quando o doutor pede para ela se deitar para que ele a avalie, ela já está tão tranquila que todo o suor e o coração acelerado são uma lembrança distante.

O doutor Fernando a avalia e explica o que aconteceu e por que o dente quebrou. Maria não ia ao dentista há muitos anos, e por conta disso, teve uma infiltração em uma restauração que, ao se alimentar, quebrou. O doutor também explica que ela tem outras necessidades além daquele dente quebrado, necessitando realizar um tratamento para evitar futuros problemas. Ele solicita exames radiográficos e pede fotografias para planejar melhor o caso.

Todos os exames que o doutor solicita são realizados ali mesmo, o que traz alívio para Maria. Ela detestaria ter que ir a vários locais. Sabia que iria adiar, deixar para outro dia e eventualmente esquecer, até ter outra surpresa de dente quebrando no almoço.

Quando retorna ao Dr. Fernando com os exames prontos, tem uma surpresa. Na TV do consultório, estão seus dentes, e ela não imaginava a situação deles. Ali ela percebe o quanto os anos de medo a prejudicaram.

Com muita paciência e explicando todo o tratamento, o doutor Fernando detalha o passo a passo daquele planejamento. Jamais nenhum dentista havia explicado todo o tratamento como ele. Sempre a deitavam na cadeira, sem explicar nada, e começavam a usar o motorzinho. Nunca a ensinaram sequer como passar um fio dental e escovar os dentes, não seria essa a responsabilidade de um dentista?

O que mais chama a atenção de Maria, que quase não entende os termos técnicos, é que o doutor Fernando mostra casos parecidos com o dela, antes e após os tratamentos realizados. Olhar para aqueles casos facilitou muito o seu entendimento, e ela estava decidida que aquela ali seria sua clínica e o seu dentista para o resto de sua vida. Só não sabia como poderia pagá-lo.

Depois de tirar todas as suas dúvidas, Maria só pensa no preço. O doutor Fernando, gentilmente, a encaminha para Júlia, responsável pelo departamento comercial. Júlia vai passar os valores para Maria e explicar as formas de pagamento.

Maria só pensa o quanto quer tratar, mas está com receio do tratamento ficar oneroso, afinal, com esse atendimento, deve ser tudo muito caro. Ao entrar na sala de Júlia, Maria, que imaginava uma sala fria e sem cor, tem outra surpresa. A sala conseguia ser ainda mais agradável que o restante da clínica. Júlia a contempla com um pedaço de bolo e um suco em uma jarra e se senta ao lado de Maria para explicar os detalhes financeiros do tratamento. Ao final, Júlia explica a Maria as formas de pagamento, e ela fica surpresa pela variabilidade. Sim, ela vai conseguir pagar pelo tratamento.

Mas como tomar uma decisão sozinha, sem conversar com seu marido? Ela ainda não pode dar essa resposta. Júlia então, entrega uma pasta com todo o tratamento detalhado, os valores, formas de pagamento e casos semelhantes ao dela, para que ela possa mostrar ao marido o plano de transformação do seu sorriso.

Maria está entusiasmada ao chegar em casa. Seu marido mal a reconheceu após contar tudo o que havia acontecido. José também fica entusiasmado e também quer tratar os seus dentes. Com a pasta entregue por Júlia, Maria consegue mostrar tudo a José, todas as formas de pagamento possíveis, e em conjunto eles decidem que sim, ela fará todo o tratamento.

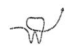

No outro dia, Maria retorna ao consultório para dar início ao sonho que antes era inimaginável. Ela, que antes tinha medo de dentista, está ansiosa para começar a transformação do seu sorriso. Durante todas as suas consultas e procedimentos, a dedicação da equipe esteve presente. Maria se sentia cuidada.

Quando concluiu o seu tratamento, já com seu sorriso renovado, Maria retornou ao doutor Fernando, o mesmo dentista que a atendeu pela primeira vez. Ele a avaliou para ter certeza de que todo tratamento foi concluído com sucesso. Nessa mesma consulta, foi explicado a importância dos retornos. Agora que não tinha mais medo, ela com certeza voltaria a cada seis meses.

O doutor Fernando também propôs que ela gravasse um depoimento, já que ficou comovida pelo depoimento daquela senhora na recepção; a história de Maria também poderia ser a motivação para alguma outra pessoa traumatizada. Ela era tímida e não imaginava que poderia gravar um depoimento, mas topou, imaginando outras vidas impactadas.

Ao gravar o depoimento, tinha uma equipe esperando-a. Foi maquiada, tinha música e comida, parecia uma festa. Ali, ela relaxou, contou a sua história e como a clínica transformou a sua vida e a sua autoestima. No final, chorou de emoção.

O doutor Fernando pediu, mas não precisava, Maria já estava indicando a clínica em suas redes sociais, aos seus amigos, e até no grupo da academia.

E as surpresas continuaram. Nos meses seguintes ao seu tratamento concluído, recebeu mensagens da clínica com orientação de escovação, vídeos educativos ensinando passar o fio dental, tratamentos novos que a clínica estava oferecendo, entre várias outras dicas. Sempre que recebia essas mensagens, Maria lembrava com carinho de todo o seu trajeto e aproveitava para enviar as dicas e indicar a clínica a mais amigos.

Após seis meses de seu tratamento finalizado, Maria estava lá para seu retorno. Agora, seu coração não acelerava, sua mão não suava; ela ia com alegria, pois amava ir ao dentista.

Gostou da história de Maria? Gostaria de ter um atendimento nesse nível? Então, por que não pode ser você a oferecê-lo?

A Maria representa a maioria dos nossos pacientes. São pacientes com traumas, que não vão ao dentista há muitos anos, que possuem diversos problemas dentários e não sabem, que sonham em arrumar os dentes, mas acreditam não ter condições financeiras para o tratamento.

Agora, vamos desmembrar essa história, discutindo os principais pontos de interesse na jornada do cliente.

Conscientização e identificação da necessidade

Na história, Maria identificou a necessidade de ir ao dentista após quebrar um dente. Muitos pacientes nos procuram devido à dor, seja ela literal ou associada a queixas estéticas. E quando não é pela dor imediata, é pela prevenção dela.

A Odontologia lida com uma região íntima, dentro da boca, por isso é comum os pacientes buscarem por indicações. Quão frequentemente você pede para ser indicado aos seus pacientes? Ou você espera que eles o recomendem espontaneamente?

Além das indicações, muitos pacientes nos encontram por meio do Google, redes sociais ou sites. Uma clínica que não está presente na internet está perdendo clientes. Aqueles que nos foram indicados buscam fortalecer sua decisão e agendamento por meio das redes sociais, avaliando depoimentos, analisando as fotos do ambiente clínico e conhecendo os profissionais que ali atuam.

Portanto, é de extrema importância que as redes sociais e site transmitam a essência da sua empresa, sua missão, seus valores e, principalmente, seu propósito.

Agendamento de consulta

Seu paciente já está consciente da necessidade de procurar um tratamento. Ao decidir agendar uma consulta, ele pode entrar em contato com a clínica por telefone, mensagem, on-line ou pessoalmente. Neste momento, é importante que a recepcionista investigue a razão dessa consulta, obtenha dados pessoais, como nome completo e telefone, e proporcione um acolhimento caloroso. Caso não seja possível atender o paciente imediatamente, especialmente em casos de urgência, ao comprometer-se com um agendamento, é fundamental que a recepção cumpra com a promessa.

Além disso, oferecer orientações sobre como chegar à clínica e onde estacionar é uma gentileza que proporciona cuidado ao paciente desde o primeiro momento, especialmente em cidades grandes. A localização da

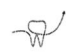

clínica pode ser um fator decisivo na tomada de decisão do paciente. Em muitos casos, a dificuldade em chegar ou estacionar pode desmotivar o paciente. Ao informar que é possível chegar de forma tranquila e segura, com opções de estacionamento disponíveis, proporcionamos mais um motivo para que o paciente se sinta incentivado a comparecer à consulta.

Ao lidar com leads provenientes da internet, devemos reconhecer que esses potenciais pacientes geralmente não têm a paciência de aguardar uma semana pelo atendimento, o que poderia resultar na perda desse contato.

Portanto, é importante que a clínica reserve horários específicos para atender pacientes de urgência e aqueles provenientes da internet, garantindo uma resposta rápida e eficiente. A implementação de um processo para o agendamento é primordial nesse cenário. Ao criar um procedimento, você desenvolverá uma abordagem adaptada à realidade da sua clínica.

Além disso, a presença patrocinada nas redes sociais desempenha um papel significativo. Afinal, quem não é visto, não é lembrado. Quando os pacientes buscam por dentistas e tratamentos odontológicos, é importante que encontrem sua clínica facilmente. Isso pode acontecer por meio de indicações no Google ou por meio de anúncios patrocinados no Facebook ou Instagram.

Chegada à clínica

Ao chegar à clínica, o paciente deve ser surpreendido com um ambiente agradável e acolhedor. A pessoa que o recepciona deve estar sorridente e pronta para oferecer um acolhimento caloroso. Ninguém merece chegar a um local em que a recepcionista não demonstra interesse pelo trabalho. Portanto, o acolhimento da equipe é fundamental; esse comprometimento começa de dentro para fora, culminando no estágio final, que é o acolhimento ao paciente.

Outro ponto de destaque é não perder o foco e robotizar os atendimentos. Embora para você possa parecer rotineiro, afinal, lida com isso todos os dias, para aquele paciente é a primeira vez. É imprescindível surpreendê-lo. Pequenos gestos, como oferecer um capuccino no momento de preencher uma ficha, não só retiram a atenção do paciente em relação ao tempo, mas também proporcionam um momento agradável e criam uma memória afetiva. Estamos construindo não apenas tratamentos, mas experiências.

Um diferencial que trabalha a seu favor é a presença de TVs na recepção, transmitindo casos clínicos já tratados na clínica, com depoimentos e fotos da equipe, ou mesmo explicativos, ensinando sobre cuidados bucais ou sobre procedimentos oferecidos na clínica. Essa estratégia aproxima o paciente dos profissionais que o atenderão.

Muitas vezes, o paciente procura o dentista devido a um problema específico, como um dente quebrado. No entanto, ele pode ter interesse em outros procedimentos, como botox, ou mesmo pode ter familiares que necessitam de outros cuidados, como uma prótese para a mãe ou atendimento pediátrico para o filho.

Consulta inicial

Quando o paciente chegar para a consulta, devemos lembrar que ele está ali pela primeira vez, e para muitos, pode ser uma experiência aterrorizante devido a traumas anteriores. Embora você seja dentista e lide com isso diariamente, para o paciente, tudo é uma novidade. O encantamento do cliente começou no momento em que ele pesquisou o nome da clínica nas redes sociais, passou pelo atendimento telefônico e chegou até você. Esse encantamento deve continuar.

Durante a consulta, é importante que o dentista avalie não apenas a queixa atual do paciente, mas toda a sua saúde bucal, realizando uma anamnese detalhada e demonstrando interesse na vida do paciente, na família e na vida profissional, afinal, muitos problemas dentários estão diretamente relacionados ao estilo de vida e à profissão.

Após a avaliação, é interessante que o dentista comente sobre os problemas encontrados, mas sem entrar em detalhes excessivos. A explicação mais aprofundada deve ocorrer na segunda consulta, com os exames já prontos (radiografias, fotografias, escaneamentos, moldes e/ou imagens da câmera intraoral).

Após a primeira consulta, o paciente realizará os exames, que podem ser realizados na sua clínica ou em outro local. Idealmente, os exames ou parte deles devem ser realizados no mesmo local do atendimento, ou seja, é importante investir nessa área, visto que, quando o paciente deixa o consultório sem ter estabelecido um vínculo, a chance de retorno é menor. Isso acontece não porque ele não queira ou não tenha gostado do atendimento, mas porque a vida muitas vezes exige tempo que nem sempre temos, e o paciente pode esquecer ou adiar o início do tratamento.

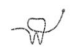

Plano de tratamento

A consulta para passar o plano de tratamento, ou seja, a segunda consulta, pode ocorrer no mesmo dia da consulta inicial, caso os exames sejam realizados na clínica, ou em outro momento, mas sempre com atenção para que esse retorno não demore. O protocolo deve ser adaptado de acordo com a realidade clínica de cada consultório.

Nesta consulta, o dentista explicará o plano de tratamento ao paciente, que pode consistir em uma única opção de tratamento ou não. É fundamental que o paciente visualize sua boca por meio de imagens, como fotografias, escaneamentos ou imagens intraorais, ele deve olhar para o problema. Ao explicar os procedimentos, evite termos técnicos, optando por analogias simples do dia a dia para facilitar a compreensão do paciente sobre o tratamento e sua importância.

Além disso, discuta sobre a duração do tratamento durante essa consulta. O paciente deve compreender toda a cronologia do seu tratamento, ajudando a estabelecer expectativas realistas quanto ao tempo necessário para alcançar os resultados desejados.

Decisão pelo tratamento e fechamento de contrato.

Após explicar todo o plano de tratamento, encaminhe o paciente para o departamento comercial, no qual serão apresentadas todas as formas de pagamento e os valores dos procedimentos a serem realizados.

Embora alguns dentistas prefiram lidar com essa parte no consultório, não é a prática recomendada. Os pacientes geralmente se sentem mais à vontade para negociar com outra pessoa que não o dentista. Além disso, a negociação pode demandar um tempo considerável. Dessa forma, o dentista pode otimizar seu tempo realizando outras avaliações enquanto o paciente está em processo de negociação.

Outro ponto relevante é que, após fechar o tratamento e decidir pelo início dele, é necessário formalizar o acordo por meio de um contrato. Estabelecer um departamento comercial dinamiza o fluxo da clínica, permitindo que cada profissional se concentre em suas atividades específicas e otimize o atendimento ao paciente.

Finalização do tratamento

Após finalizar o tratamento do paciente, este deve passar por uma consulta final. Nessa consulta, o profissional responsável pode realizar uma avaliação dos tratamentos realizados, garantindo a qualidade e a conclusão sem problemas.

Para clínicas de maior porte, em que diversos especialistas atuam, essa consulta serve como uma forma de auditoria para os profissionais prestadores de serviço. Além da auditoria, esse é o momento ideal para explicar a importância dos retornos para a manutenção e prevenção do tratamento, assegurando que o paciente retorne à clínica.

Nesta consulta, após realizar a documentação final (radiografias, fotografias, escaneamentos e fotos intraorais, se necessário), com o paciente no auge da felicidade por ter concluído seu tratamento e restabelecido seu sorriso, chega o momento de solicitar o seu depoimento, para que outras pessoas sejam impactadas e pedir por indicações, permitindo que outras pessoas realizem o sonho de um tratamento bem-sucedido. Não se esqueça também de solicitar avaliações no Google e em outras plataformas.

Assim, você garante a auditoria do tratamento, a diferenciação da sua clínica, a coleta de depoimentos, a conclusão da documentação final, o pedido de indicações e a conscientização do retorno a cada seis meses. Se for uma prática clínica, neste momento pode-se entregar um pequeno mimo ao paciente para que ele se recorde deste momento especial. E agora eu lhe pergunto, você realiza a consulta final?

Pós tratamento

Após a conclusão do tratamento, é importante que a clínica mantenha contato com o paciente, evitando que ele se esqueça da clínica e do retorno necessário.

Uma maneira eficaz de permanecer presente na vida do paciente é enviar dicas e orientações, seja por e-mail, WhatsApp ou mensagens, com as devidas autorizações seguindo a LGPD. Essa abordagem não apenas faz com que o paciente se sinta acolhido, mas também o incentiva a recordar sempre da sua empresa quando o assunto for relacionado ao dentista. Além disso, se o conteúdo fornecido for interessante, o paciente pode compartilhá-lo de forma espontânea, contribuindo para a divulgação positiva da clínica.

Cuidado ao paciente

O cuidado ao paciente deve estar enraizado na cultura da empresa, sendo pauta constante em reuniões, sempre aberta a melhorias e com processos claramente definidos. Dessa forma, o dia a dia se torna prático, leve e com cuidados de qualidade. A mudança acontece de dentro para fora da empresa.

A cultura de cuidado não apenas melhora a experiência do paciente, mas também fortalece o ambiente de trabalho, promovendo um atendimento de excelência. Com toda a estratégia e processos bem definidos, você verá uma equipe forte e comprometida com o seu maior tesouro: o paciente.

Considerações – Gerenciar para encantar

Parabéns! Você acaba de completar uma jornada voltada à transformação da sua atuação profissional como liderança na Odontologia, o que também impactará em mudanças positivas na clínica em que você trabalha e em inúmeros sorrisos dos pacientes que terão a oportunidade de serem atendidos por você e sua equipe que também estará satisfeita de trabalhar em um local seguro e humanizado. Durante os capítulos deste livro foi possível aprender técnicas de gestão para aumentar ainda mais o encantamento dos clientes atendidos em sua clínica odontológica.

O capítulo "Gerenciando a estratégia organizacional" destaca a importância da gestão estratégica para clínicas odontológicas, introduzindo uma abordagem estruturada em cinco etapas cruciais. A análise inicial, denominada Diagnóstico Situacional, propõe uma compreensão profunda do ambiente interno e externo, utilizando a matriz SWOT para identificar pontos fortes, fraquezas, oportunidades e ameaças. A fase seguinte, Identidade Organizacional, ressalta a necessidade de construir a missão, visão, valores e propósito da clínica, formando a base para a estratégia e cultura organizacional. Enfatiza ainda a criação de um Mapa Estratégico com objetivos SMART em quatro perspectivas, seguido pela formulação de Planos de Ação usando a metodologia 5W2H, e o Monitoramento contínuo, incluindo práticas como o acompanhamento de indicadores e reuniões periódicas.

No "Comunicando com pacientes e equipe", abordamos o quão crucial é a comunicação efetiva para clínicas odontológicas, oferecendo estratégias para uma interação efetiva com a equipe e os pacientes, além de explorar os fluxos comunicacionais presentes em serviços odontológicos. A comunicação nas clínicas odontológicas desempenha um papel essencial na conquista e retenção de pacientes, assim como na promoção da saúde bucal para a sociedade. O capítulo destaca a necessidade de uma comunicação estratégica, organizacional e institucional para atingir esses objetivos. A abordagem holística sinaliza a importância de mediar pessoas e promover uma gestão de comunicação eficiente para o sucesso das clínicas odontológicas.

Já o capítulo seguinte trata sobre "Aperfeiçoando a gestão de pessoas", prioriza tópicos como a gestão humanizada, papel dos gestores, liderança em Odontologia, inteligência emocional, cultura empresarial, motivação da equipe, gestão por competências e indicadores de desempenho. A humanização na Odontologia é relacionada não apenas ao atendimento encantador ao paciente, mas também à valorização dos colaboradores, reconhecendo que uma equipe motivada e bem gerida é fundamental para o sucesso da clínica. A gestão humanizada é apresentada como essencial para lidar com as mudanças no mercado de trabalho, proporcionando um ambiente que valoriza as particularidades dos colaboradores, promovendo uma relação de respeito mútuo. Destacamos que a gestão humanizada começa com a liderança, enfatizando a importância da clareza nos papéis e responsabilidades dentro da equipe.

O capítulo "Cuidando de todos com segurança" esclarece que é fulcral a biossegurança na Odontologia e ilumina a necessidade de implementar medidas para prevenir, reduzir ou eliminar riscos associados às atividades profissionais, visando preservar a saúde humana, animal, o meio ambiente e a qualidade dos resultados. Ressaltamos que a biossegurança é essencial para garantir o cuidado seguro ao paciente, à equipe e aos demais envolvidos na prestação de serviços odontológicos. Além de sinalizar a responsabilidade de cada profissional em seguir padrões e normas estabelecidos por órgãos competentes, delineando a essencialidade de uma rotina clara e objetiva para manter a cadeia asséptica, reduzir a contaminação cruzada e minimizar os riscos de acidentes. Estabelecer protocolos e indicadores não apenas promove o bem-estar da equipe, mas também contribui para a segurança do próprio profissional e de seus familiares, fortalecendo laços e transmitindo confiança aos pacientes.

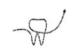

No texto seguinte, "Mapeando e contratualizando processos", abordamos a implementação da gestão por processos em clínicas odontológicas, visando à padronização e melhoria contínua. Ressaltamos a importância de compreender e formalizar os procedimentos para obter resultados consistentes, contrapondo a noção equivocada de que o controle de qualidade pode impedir melhorias. A Gestão por Processos é apresentada como uma abordagem sistêmica, e a metodologia Sipoc é introduzida para mapear e contratualizar processos, categorizando-os em assistenciais, administrativos e de apoio. A construção coletiva da melhoria contínua é enfatizada como crucial para garantir um atendimento odontológico de qualidade e seguro.

No capítulo "Transformando dados em ação", os leitores são guiados mediante o processo de implementação de uma gestão por resultados em clínicas odontológicas. O texto aborda a importância de medir e avaliar diversos indicadores para efetuar uma gestão eficiente. O desenvolvimento de um modelo de gestão por resultados para clínicas é explorado detalhadamente. O texto reflete sobre ser necessário definir metas claras e mensuráveis, identificar indicadores-chave de desempenho (KPIs), coletar e analisar dados de forma consistente, tomar decisões embasadas nos dados, realizar monitoramento contínuo e promover a comunicação e engajamento da equipe. Além disso, fortalecemos a necessidade do feedback dos pacientes para avaliar a qualidade do atendimento.

O capítulo "Prevenindo riscos clínicos e organizacionais" versa sobre a importância da gestão de riscos em clínicas odontológicas, destacando a prevenção de falhas nos processos para garantir a segurança dos pacientes e profissionais. Os riscos clínicos, administrativos, financeiros, jurídicos, ambientais, ocupacionais e de imagem são abordados, apresentando a necessidade de uma análise abrangente. Propõe-se um método simplificado em quatro passos: identificar, priorizar, monitorar e melhorar. A fase de identificação detalha diferentes tipos de riscos, enquanto a priorização utiliza a matriz de impacto X probabilidade. O monitoramento inclui auditorias, indicadores e checklists, com uma matriz histórica para acompanhar a movimentação dos riscos ao longo do tempo. A fase de melhoria relata a crucialidade da adaptação constante e da integração da gestão de riscos com a melhoria geral dos processos.

No "Registrando documentos de forma segura" apresentamos o caminho do paciente desde o primeiro contato até o diagnóstico odontológico, plano de tratamento e documentos associados, como contrato de prestação de serviços e termo de consentimento livre esclarecido. Refletindo sobre a amplitude da documentação em uma clínica odontológica, o capítulo destaca desafios comuns, como preenchimento inadequado de fichas e falta de comunicação eficaz com os pacientes. A importância de seguir os procedimentos passo a passo é ressaltada, não apenas para diferenciar a clínica no mercado, mas também para garantir qualidade e segurança ao paciente, além de fornecer clareza à equipe. Enfatizamos que a implementação dessas práticas não apenas eleva a qualidade do atendimento, mas também fortalece a eficiência operacional da clínica, proporcionando benefícios para pacientes e equipe.

No último capítulo sobre "Encantando nos detalhes", trouxemos luz ao atendimento centrado no paciente na área odontológica. O texto aborda diversos aspectos, desde o primeiro contato telefônico até o pós-tratamento, iluminando os leitores quanto a necessidade de um acolhimento atencioso e personalizado. A narrativa exemplificada por meio da jornada de Maria, uma paciente com traumas odontológicos, ilustra a relevância do cuidado desde a recepção até a conclusão do tratamento. Destacam-se elementos como a conscientização do paciente, a importância de uma recepção calorosa, a consulta inicial detalhada, a explicação compreensível do plano de tratamento, o fechamento de contrato e a execução do tratamento com qualidade.

Esperamos que cada um dos capítulos, com as técnicas, orientações e reflexões apresentadas, possa inspirar a sua jornada de transformação da qualidade da prestação da assistência odontológica.

Gratidão!

REFERÊNCIAS

AFONSO, T.C. Conectando e gerenciando os processos. *In*: CIRINO, JAF; PRESTES, A; LOLATO, G. **Estratégias para a Acreditação dos Serviços de Saúde**. Curitiba: Appris, 2021. p. 71-86.

ASSOCIAÇÃO BRASILEIRA DE NORMAS TÉCNICAS (ABNT). **ABNT NBR ISO 9001**:2015: Sistemas de gestão da qualidade - Requisitos. Rio de Janeiro: ABNT, 2015.

ASSOCIAÇÃO BRASILEIRA DE ODONTOLOGIA (ABO). **Manual de Biossegurança**: prevenção de infecções em odontologia. 2. ed. São Paulo: ABO, 2018. 51 p.

AVALOS, J. M. A. **Auditoria e gestão de riscos**. São Paulo: Saraiva, 2009.

BRASIL. Conselho Federal de Odontologia. Código de ética odontológica. **Resolução CFO N.º 118/2012**. Brasília, DF: CFO, 2012.

BRASIL. Ministério da Saúde. Portaria n.º 2.659, de 28 de dezembro de 1998. Aprova as normas de funcionamento dos serviços de saúde e dá outras providências. **Diário Oficial da União**: Brasília, DF, 29 dez. 1998.

BRASIL. Lei n.º 5.081, de 24 de agosto de 1966. Dispõe sobre a regulamentação do exercício da Odontologia e dá outras providências. **Diário Oficial da União**: Brasília, DF, 25 ago. 1966.

CHIAVENATO, I. **Gestão de pessoas**: o novo desafio das empresas na era da informação. Rio de Janeiro: Elsevier, 2009.

CIRINO, J. A. F. **Gestão da comunicação hospitalar**. Curitiba: Appris, 2018.

CIRINO, J.A.F. Gestão de Riscos. *In*: PRESTES, A; CIRINO, JAF; BARBOSA, RSO; SOUSA, V. (org.) **Manual do gestor hospitalar**, v. 2. Brasília: Federação Brasileira de Hospitais, 2020.

CIRINO, J.A.F. Gestão por processos. *In*: CIRINO, JAF; OLIVEIRA, R; SOUSA, V. **Manual do gestor hospitalar**. Brasília: Federação Brasileira de Hospitais, 2021.

CONSELHO FEDERAL DE ODONTOLOGIA. **Código de ética odontológica**. Brasília, DF: CFO, 2018.

CONSELHO FEDERAL DE ODONTOLOGIA. **Código de ética odontológica.** Brasília: CFO, 2023.

CONSELHO FEDERAL DE ODONTOLOGIA. **Guia de biossegurança para clínicas odontológicas.** Brasília: CFO, 2014.

COSTA, E. A. **Gestão estratégica:** da empresa que temos para a empresa que queremos. 2. ed. São Paulo: Saraiva, 2007.

GOLEMAN, D. **Liderança emocional:** a inteligência emocional e o novo líder do futuro. Rio de Janeiro: Sextante, 2002.

KAPLAN, R. S.; NORTON, D. P. **The strategy focused organization:** how balanced scorecard companies thrive in the new business environment. Boston: Harvard Business Press, 2001.

MARTINUZZO, J. A. **Os públicos justificam os meios:** mídias customizadas e comunicação organizacional na economia da atenção. São Paulo: Summus, 2014.

BRASIL. Ministério da Saúde. **Manual de prevenção e controle de infecção em serviços de saúde.** Brasília: Ministério da Saúde, 2013.

OLIVEIRA, D. P. R. **Administração de processos:** conceitos – metodologia – práticas. São Paulo: Atlas, 2019.

PRESTES, A; CIRINO, J.A.F. Introdução: Excelência na gestão de projetos, pessoas e processos no âmbito hospitalar. *In*: PRESTES, A; CIRINO, J.A.F; OLIVEIRA, R; SOUSA, V. **Manual do gestor hospitalar.** Brasília: Federação Brasileira de Hospitais, 2019.

PRESTES, A.; ROBERTI, I. P. Por onde começar. *In*: CIRINO, J. A.; PRESTES, A.; LOLATO, G. (org.). **Estratégias para a acreditação dos serviços de saúde.** Curitiba: Appris, 2021.

PRESTES, A. Gestão Estratégica. *In*: CIRINO, J. A. F.; PRESTES, A.; OLIVEIRA, R; SOUSA V., (org.). **Manual do Gestor Hospitalar.** Brasília: Federação Brasileira de Hospitais, 2022.

TEMER, A. C. R. P.; NERY, V. C. A. **Para entender as teorias da comunicação.** Uberlândia: Edufu, 2009.